受験生の皆さんへ

過去の問題に取り組む目的は、(1)出題傾向(2)出題方式(3)難易度(4)合格点を知り、これからの受験勉強に役立てることにあります。出題傾向などがつかめれば目的は達成したことになりますが、それを一歩深く進めるのが、受験対策の極意です。

せっかく志望校の出題と取り組むのですから、本番に即した受験対策の場に活用すべきです。では、どうするのか。

第一は、実際の入試と同じ制限時間を設定して問題に取り組むこと。試験時間が六十分なら六十分以内で挑戦し、時間配分を感覚的に身に付ける訓練です。

二番目は、きっちりとした正答チェック。正解出来なかった問題は、正解できるまで、徹底的に攻略する心構えが必要です。間違えた場合は、単なるケアレスミスなのか、知識不足が原因のミスなのか、考え方が根本的に間違えていたためのミスなのか、きちんと確認して、必ず正解が書けるようにしておく。

正答が手元にある過去問題にチャレンジしながら、正解できなかった問題をほったらかしにする受験生もいます。そのような受験生に限って、他の問題集をやっても、間違いを放置したまま、次の問題、次の問題と単に消化することだけに走っているのではないかと思います。過去問題であれ問題集であれ、間違えた問題は、正解できるまで必ず何度も何度も繰り返しチャレンジする。これが必勝の受験勉強法なことをお忘れなく。

入試問題検討委員会

【本書の内容】

1. 本書は過去6年間の薬学部の公募制推薦入試の問題と解答を収録しています。
2. 英語・数学・化学の問題と解答を収録しています。尚、大学当局より非公表の問題は掲載していません。(平成 31 年度以降の問題には試験時間を掲載)
3. 現在受験生を指導している、すぐれた現場の先生方による解答解説を掲載しています。
4. 本書は問題の微細な誤りをなくすため、実物の入試問題を大学より提供を受け、そのまま画像化して印刷しています。
5. 解答後の記録、分析のためにチェックシートを掲載しています。 実力分析、課題発見等にご活用ください。(目次の後に掲載しています。コピーをしてご活用ください。)

尚、本書発行にご協力いただきました先生方に、この場を借り、感謝申し上げる次第です。

目　　次

年度　大学　学部　科目

月　日実施

【問題No.　】	目標	実際	〈評価と気付き〉
時間	分	分	
得点率	%	%	
【問題No.　】	目標	実際	〈評価と気付き〉
時間	分	分	
得点率	%	%	
【問題No.　】	目標	実際	〈評価と気付き〉
時間	分	分	
得点率	%	%	
【問題No.　】	目標	実際	〈評価と気付き〉
時間	分	分	
得点率	%	%	
【問題No.　】	目標	実際	〈評価と気付き〉
時間	分	分	
得点率	%	%	
【問題No.　】	目標	実際	〈評価と気付き〉
時間	分	分	
得点率	%	%	
【問題No.　】	目標	実際	〈評価と気付き〉
時間	分	分	
得点率	%	%	
【問題No.　】	目標	実際	〈評価と気付き〉
時間	分	分	
得点率	%	%	
【問題No.　】	目標	実際	〈評価と気付き〉
時間	分	分	
得点率	%	%	
【Total】	目標	実際	《総合評価》（解答の手順・時間配分、ケアレスミスの有無、得点の獲得状況等）
時間	分	分	
得点率	%	%	

【得点アップのための対策】　**実行完了日**

- 　/
- 　/
- 　/
- 　/

《チェックシート》　※解答後の分析にご活用ください

令和4年度

問　題　と　解　答

英　語

問題

4年度

（60分）

A日程

I　次の英文を読み、設問に答えなさい。(34点)

1　What do you think is mankind's most important invention? Is it the computer, the telephone, or the wheel? Many people say that it is the printing press, a machine that (1)allows us to reproduce unlimited copies of books and documents.

2　Before the printing press, books were copied by hand. Ancient Roman book publishers sometimes sold as many as 5,000 copies of a book that had been copied by slaves. But copying a book was such a time-consuming and expensive activity that often only a few copies of each book were made. As a result, only a small (2)fraction of the population had access to books and learned to read.

3　While the printing press was invented in 1450 by Johannes Gutenberg, a goldsmith* from Germany, printing had already been around for quite some time. Around 5,000 years ago in ancient Mesopotamia, carved stones serving as seals or stamps were used to make impressions in clay. Later in China, text was carved onto the surfaces of wooden blocks, which were then coated in ink, and then pressed onto paper or cloth. Instead of using a page-sized block of carved wood, however, Gutenberg's printing press used small, metal blocks, each with just a single letter. To print a page, all the printer had to do was (3)assemble the necessary letters and start the machine. Whereas wooden blocks would quickly become damaged, the metal letter blocks were durable, and if one was found to have a flaw(4), it could easily be replaced without affecting the entire page. What Gutenberg achieved(5) with his printing press was the ability to mass-produce books quickly, cheaply, and efficiently.

4　After 1450, thousands of copies of a popular book or newspaper could be printed rapidly and inexpensively(6). Books and newspapers with ideas and images from all over the world became widely available to the public. The impact(7) of Gutenberg's machine is sometimes compared to the impact of the Internet, as it has allowed millions of people to gain access to new and exciting knowledge. As knowledge fuels(8) human intelligence, mankind's astounding technological and scientific progress(9) over the last 500 years owes no small debt to Gutenberg's remarkable printing press.

(Source: *Success with Reading [Book 2]*, Seibido, 2020)

（注） goldsmith*　金細工師

問１　下線部(1)〜(9)の文中での意味として最も適切なものを、(A)〜(D)の中から一つ選びなさい。

(1) (A) permits　(B) compels　(C) reminds　(D) requests

(2) (A) chapter　(B) majority　(C) part　(D) gender

(3) (A) avoid　(B) gather　(C) recognize　(D) maintain

(4) (A) double　(B) color　(C) merit　(D) fault

(5) (A) secured　(B) provided　(C) perceived　(D) accomplished

(6) (A) with ease　(B) at low cost　(C) in no time　(D) by day's end

(7) (A) disaster　(B) effect　(C) motive　(D) quantity

(8) (A) lowers　(B) determines　(C) stimulates　(D) forces

(9) (A) improvement　(B) demonstration　(C) failure　(D) security

問2　(1)〜(4)の質問の答えとして最も適切なものを、(A)〜(D)の中から一つ選びなさい。

(1) According to paragraphs 1 and 2, which of the following is true?

(A) There were no books before the creation of the printing press.

(B) Lack of reading material resulted in few people who could read.

(C) Books used to be hand-copied by students in Rome.

(D) Millions of books from the period before the printing press can be found today.

(2) According to paragraph 3, which of the following is true?

(A) The Gutenberg's printing press produced perfect documents every time.

(B) Johannes Gutenberg was the first person to develop printing.

(C) Gutenberg's printing press involved making small pieces that have letters.

(D) Gutenberg used wood and animal bone to make letters for his printing press.

(3) According to paragraph 4, which of the following is true?

(A) Despite the printing press, it was difficult to get information from other countries.

(B) The first machine-printed books and papers cost a lot of money.

(C) Gutenberg's printing press was considered to be the first computer.

(D) The rapid spread of reading partly caused human technological development.

(4) Which of the following is the most appropriate title for the article?

(A) The Revolutionary Gutenberg Printing Press

(B) The History of Printing around the World

(C) The Life of Johannes Gutenberg

(D) How to Develop Your Own Printing Business

Ⅱ 次の各文の空所に入る最も適切なものを、(A)〜(D)の中から一つ選びなさい。(24点)

1. ＿＿＿＿＿ John said yesterday is probably true.
(A) When (B) What (C) Which (D) Where

2. Unless there is a traffic jam, we'll get there ＿＿＿＿＿ eight o'clock.
(A) by (B) until (C) on (D) in

3. You must devote your time ＿＿＿＿＿ if you really want to succeed in life.
(A) studying (B) from studying (C) to studying (D) for studying

4. We didn't swim in the river because our teacher had told us ＿＿＿＿＿.
(A) doing it (B) do it (C) to not (D) not to

5. 'Sustainability' is a word ＿＿＿＿＿ which we are very familiar.
(A) in (B) with (C) of (D) for

6. You may need your passport when the police ＿＿＿＿＿ you to show your ID.
(A) ask (B) asked (C) will be asking (D) would ask

7. The movie was so ＿＿＿＿＿ that I couldn't stay awake.
(A) bore (B) bored (C) boring (D) boredom

8. Runners have to pay a small fee to ＿＿＿＿＿ the marathon.
(A) come up with (B) get rid of (C) give in to (D) take part in

9. Sarah came all the way to Japan ＿＿＿＿＿ of her limited Japanese ability.
(A) out (B) in spite (C) instead (D) in case

10. The passage ＿＿＿＿＿ to students in the reading class was too hard.
(A) giving (B) given (C) which gave (D) that given

11. My father ______________ at the auto shop some time ago.

(A) had his car repaired (B) got repaired his car

(C) made his car repaired (D) was repaired his car

12. I'm just looking for something to open the envelope ______________.

(A) by (B) off (C) out (D) with

Ⅲ 次の日本文の意味を表すように下記の語句を並べかえて英文を完成させるとき、（ 1 ）～（ 18 ）に入る語句の記号を答えなさい。ただし、文頭に置かれる語句もすべて小文字で表記されています。（18点）

1．驚いたことに、彼はクラスで英語を話すのがもっとも上手だ。

（　　）（ 1 ）（ 2 ）, he is （　　）（　　）（ 3 ）（　　） our class.

(A) English　(B) to　(C) speaker　(D) my

(E) surprise　(F) the best　(G) in

2．まさにその理由で、私はそのレストランにはもう行かないのです。

That （　　）（ 4 ）（ 5 ）（　　）（ 6 ）（　　）（　　） the restaurant anymore.

(A) I　(B) why　(C) go　(D) is exactly

(E) to　(F) don't　(G) the reason

3．由緒ある家柄の出身なので、メアリーは正式な式典に招待されることに慣れている。

（　　）（ 7 ） a family with a glorious history, Mary （　　）（ 8 ）（ 9 ）（　　）（　　） formal ceremonies.

(A) into　(B) is　(C) being　(D) born

(E) to　(F) used to　(G) invited

4．小さなミスが、会社にとっては何百万ドルもの損失につながることもある。

A （　　）（　　）（　　）（ 10 ）（　　）（ 11 ）（ 12 ）.

(A) cost　(B) dollars　(C) of

(D) small mistake　(E) the company　(F) millions　(G) could

5．新製品のリストをＥメールでお送りいただけましたらありがたく存じます。

I （　　）（　　）（ 13 ）（　　）（ 14 ）（ 15 ）（　　） the list of your new products.

(A) email　(B) it　(C) would　(D) if you

(E) appreciate　(F) me　(G) could

6．ご両親の考えがどうであろうとも、あなたはやりたいことをやるべきだ。

(16)(17)( )( ), you should do ( )(18)( ).

(A) you want　(B) think　(C) what

(D) your parents　(E) may　(F) to do　(G) whatever

Ⅳ 次の会話の空所に入る最も適切なものを、(A)〜(D)の中から一つ選びなさい。(12点)

1. Samantha: Hi, I'm looking for the new wristwatch advertised here in the magazine.
Store clerk: ______________________
Samantha: Are you serious? I'm so disappointed.
Store clerk: It's been selling really well.

(A) Sure, it is on the shelf over there.
(B) We're sorry, but that watch has not been released yet.
(C) I'm afraid we are out of stock.
(D) Yes, it comes in three colors.

2. Megan: My dad was taken to the hospital last night.
Shota: Really? Is he all right?
Megan: He's fine. ______________________
Shota: He didn't?
Megan: No, he'd just eaten too much.

(A) He walked back home on his own.
(B) The doctor gave him excellent treatment.
(C) We had to stay up all night, though.
(D) We really thought he had a heart attack.

3. Takuya: Can I bother you for a second?

Isabella: Sure. What can I do for you?

Takuya: ______________________

Isabella: Have you looked on the shelf up there? We just bought some last week.

(A) The photocopier has run out of paper.
(B) My mom's birthday was yesterday.
(C) I think I put in too much salt.
(D) I can't remember where I parked my bicycle.

4. Yuki: Hi, James. What are you up to these days?

James: Not much, but I've been working on my cooking skills.

Yuki: ______________________

James: Absolutely. Come over to my place tonight if you'd like.

(A) You are joking, aren't you?
(B) Do you need somebody to do the tasting?
(C) Would you like to go out for dinner with me?
(D) What kind of dishes do you cook?

V 次の資料を読み、設問に答えなさい。(12点)

問1　次のウェブサイトをもとに、(1)と(2)の質問の答えとして最も適切なものを、(A)～(D)の中から一つ選びなさい。

https://www.bloomingtonps.com/

Bloomington Public Schools

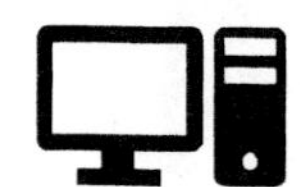

Computer Science Education

We are preparing students to thrive in a rapidly changing world. While it is hard to predict the jobs of tomorrow, we know critical thinking, creativity, and problem-solving skills are in demand for the 21st century workplace. Our curriculum has been carefully designed to meet parents' requests and provides these skills in subjects throughout their school experience.

You will be happy to learn that we are also expanding the Computer Science Instruction available to students. Our high schools offer Computer Science, and a developing computer science pathway that begins in elementary school and will continue through middle school and high school.

(Source: *Quick Exercises for the TOEIC® L&R Test 500 Reading,* Shohakusha, 2021)

(1) Who is this website intended for?

(A) Business people.

(B) Elementary school children.

(C) The parents of school children.

(D) University students.

(2) What is true about Bloomington Public Schools?

(A) Students can easily see what jobs will be in demand in the future.

(B) They have carefully designed the curriculum to fulfill parents' demands.

(C) They regard creativity as an unnecessary skill for future occupations.

(D) They urge students to change their jobs as frequently as possible.

問2　次のテキストメッセージを読み、(1)と(2)の質問の答えとして最も適切なものを、(A)〜(D)の中から一つ選びなさい。

Sarah Higgins
13:57
Thomas, I'm now at the station. It has just begun to rain, so I'm going to take a taxi.

Thomas Addison
14:00
That's a good idea. I think you can arrive in good time for the sales meeting scheduled for 14:30 if you do.

Sarah Higgins
14:05
Unfortunately, I'm now stuck in traffic. I'll probably be late for the meeting.

Thomas Addison
14:10
OK, Sarah. I'll tell the boss. By the way, the meeting place has been changed to the meeting room on the third floor because of the installation of a new carpet. Just letting you know.

Sarah Higgins
14:12
Thanks, Thomas. Maybe, it will be possible for me to get to the office in another 15 minutes or so. It seems the congestion has eased a little.

(Source: *Develop Grammatical Competence for the TOEIC® L&R Test*, Shohakusha, 2020)

(1) At 14:05, what does Sarah Higgins indicate?

(A) It is raining so hard that she has to return to the station.

(B) She has to exit the taxi she is riding in due to the traffic jam.

(C) She is getting soaking wet because of the rain.

(D) The traffic is so heavy that the taxi isn't moving swiftly.

(2) At 14:10, what does Thomas Addison write?

(A) He states that a certain adjustment has been made to the meeting plan.

(B) He complains that the boss is furious about Sarah's late arrival to the office.

(C) He insists that the meeting take place on the 13th floor.

(D) He suggests that she should order a new carpet as soon as possible.

数　学

問題

4年度

（60分）

A 日程

I　次の問 1 ～問 5 の空欄 (ア) ～ (ノ) に当てはまる整数を 0 ～ 9 から 1 つ選び，該当する解答欄にマークせよ。ただし，分数は既約分数で表し，問 2 では (エ) ～ (キ) に当てはまるものを 1 ～ 4 から 1 つ選べ。(80点)

問 1．ある駅では，上りの電車は 15 分ごとに，下りの電車は 18 分ごとに発車する。午前 7 時に上りと下りの電車が駅から同時に発車した。次に上りと下りの電車が同時に発車する時刻は午前 (ア) 時 (イ)(ウ) 分である。

問 2．$\sin 1$，$\sin 2$，$\sin 3$，$\sin 4$ を小さい順に並べると
$\sin$ (エ) $<\sin$ (オ) $<\sin$ (カ) $<\sin$ (キ) である。ただし，1，2，3，4 は弧度法で表した角である。

問 3．A 市ではウイルス X の感染者数が前日の感染者数と比べて 8 ％増加している。この比率で毎日増加するとした場合，n 日後の感染者数は現在の ((ク) . (ケ)(コ) $)^n$ 倍になる。したがって，感染者数が現在の 3 倍を超えるのは (サ)(シ) 日後である。ただし，$\log_{10} 2=0.3010$，$\log_{10} 3=0.4771$ とする。

問4．箱の中に1から9までの番号を1つずつ書いた9枚のカードがある。この箱の中から同時に3枚のカードを無作為に取り出すとき，3枚のカードに書かれた番号の最小値を m，最大値を M とする。

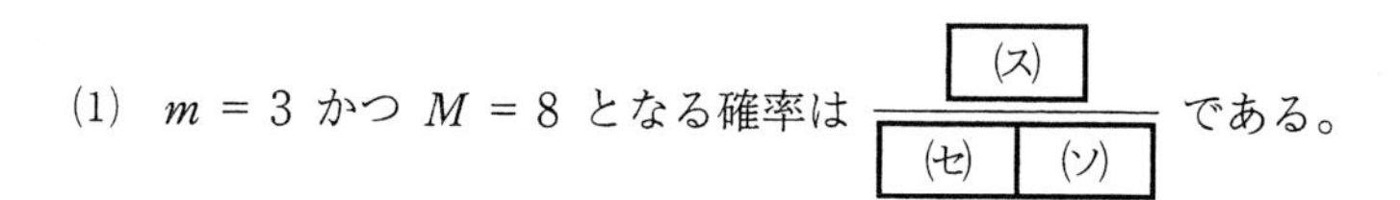

(1) $m = 3$ かつ $M = 8$ となる確率は $\dfrac{\boxed{(ス)}}{\boxed{(セ)}\boxed{(ソ)}}$ である。

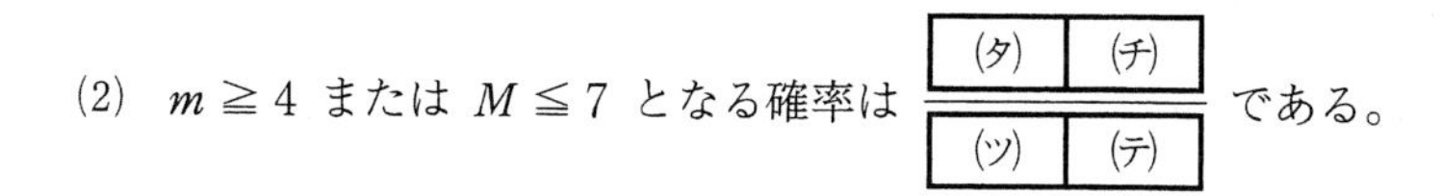

(2) $m \geqq 4$ または $M \leqq 7$ となる確率は $\dfrac{\boxed{(タ)}\boxed{(チ)}}{\boxed{(ツ)}\boxed{(テ)}}$ である。

問5．x の関数 $f(x) = \displaystyle\int_0^x (t-1)(t-2)(t-3)\,dt$ は $x = \boxed{(ト)}$ で極大，$x = \boxed{(ナ)}$，$\boxed{(ニ)}$ $\left(\boxed{(ナ)} < \boxed{(ニ)}\right)$ で極小となる。また，$0 \leqq x \leqq 2$ における $f(x)$ の最大値は $\boxed{(ヌ)}$，最小値は $-\dfrac{\boxed{(ネ)}}{\boxed{(ノ)}}$ である。

Ⅱ　次の問１～問３の空欄 (ア) ～ (チ) に当てはまる整数を０～９から１つ選び，該当する解答欄にマークせよ。ただし，分数は既約分数で表せ。(20点)

点Ｏを原点とする座標空間内に，３点Ａ（２，１，１），Ｂ（０，３，１），Ｃ（２，－１，－１）がある。３点Ａ，Ｂ，Ｃを通る平面を α とし，原点Ｏから α に下ろした垂線の足をＨとする。Ｈの座標を以下の手順にしたがって求めよ。

問１．Ｈは平面 α 上の点であるから，

$$\overrightarrow{AH} = s\,\overrightarrow{AB} + t\,\overrightarrow{AC}$$

となる実数 s，t が存在する。このとき，ベクトル $\overrightarrow{OH}$ の成分を s，t で表すと

$$\overrightarrow{OH} = \left(\boxed{(ア)} - \boxed{(イ)}\,s,\ \boxed{(ウ)} + \boxed{(エ)}\,s - \boxed{(オ)}\,t,\ \boxed{(カ)} - \boxed{(キ)}\,t\right)$$

である。

問２．$\overrightarrow{OH}$ が $\overrightarrow{AB}$，$\overrightarrow{AC}$ の両方と垂直であるから，$s = \dfrac{\boxed{(ク)}}{\boxed{(ケ)}}$，$t = \dfrac{\boxed{(コ)}}{\boxed{(サ)}}$ となる。

問３．Ｈの座標は $\left(\dfrac{\boxed{(シ)}}{\boxed{(ス)}},\ \dfrac{\boxed{(セ)}}{\boxed{(ソ)}},\ -\dfrac{\boxed{(タ)}}{\boxed{(チ)}}\right)$ である。

化学

問題

4年度

（60分）

A日程

解答にあたって必要ならば，次の数値を用いよ。

原子量　H = 1.0，C = 12.0，N = 14.0，O = 16.0，Na = 23.0，Mg = 24.0，Cl = 35.5，
Cu = 63.5，Zn = 65.0

気体定数　$R = 8.30 \times 10^{3}$ Pa・L/(K・mol)

I　次の文を読み，問1～6に答えよ。(25点)

非金属元素の原子どうしが結びついて分子をつくるときは，それぞれの原子が価電子を出してそれらを互いに共有し，同周期の貴ガス原子と同じ電子配置になることが多い。このように，原子間で価電子を共有してできた結合を［A］結合という。このとき，①原子間で共有された電子対を共有電子対，原子どうしが結合する前から対になっており原子間で共有されない電子対を非共有電子対という。

一方，結合する原子の片方から非共有電子対が提供され，それを両方の原子が互いに共有してできる結合を［B］結合という。②水中の水素イオン H^+ は水分子 H_2O と［B］結合してオキソニウムイオンに，アンモニア水溶液中の水素イオン H^+ はアンモニア分子 NH_3 と［B］結合してアンモニウムイオンになる。

水やアンモニアでは，③電気陰性度が大きい原子が分子内の電子を強く引き寄せて負に帯電し，水素原子Hが正に帯電することで，隣接した分子間に強い引力がはたらく。この引力により生じる結合を［C］結合という。水は，分子間に［C］結合がはたらき，④固体の水（氷）では隙間の大きい立体構造をとる。氷を温めて融解させると，［C］結合の一部が切れ，立体構造が壊れるため，体積は減り，密度が増加する。

問1　［A］～［C］に該当する語句をa～eからそれぞれ選んでマークせよ。

a．イオン　　b．共有　　c．金属　　d．水素　　e．配位

問2　下線部①について，水分子（H_2O）を構成する酸素原子（O）およびアンモニア分子（NH_3）を構成する窒素原子（N）における共有電子対の数と非共有電子対の数に該当する数字をそれぞれマークせよ。

問3　下線部②について，オキソニウムイオンおよびアンモニウムイオンの電子式に該当するものをa～pからそれぞれ選んでマークせよ。

a．$\left[\begin{array}{c} \cdot\cdot \\ H:O:H \\ \cdot\cdot \\ H \end{array}\right]^{2-}$　b．$\left[\begin{array}{c} \cdot\cdot \\ H:O:H \\ \cdot\cdot \\ H \end{array}\right]^{-}$　c．$\left[\begin{array}{c} \cdot\cdot \\ H:O:H \\ \cdot\cdot \\ H \end{array}\right]^{+}$　d．$\left[\begin{array}{c} \cdot\cdot \\ H:O:H \\ \cdot\cdot \\ H \end{array}\right]^{2+}$

e．$\left[\begin{array}{c} H \\ \cdot\cdot \\ H:O:H \\ \cdot\cdot \\ H \end{array}\right]^{2-}$　f．$\left[\begin{array}{c} H \\ \cdot\cdot \\ H:O:H \\ \cdot\cdot \\ H \end{array}\right]^{-}$　g．$\left[\begin{array}{c} H \\ \cdot\cdot \\ H:O:H \\ \cdot\cdot \\ H \end{array}\right]^{+}$　h．$\left[\begin{array}{c} H \\ \cdot\cdot \\ H:O:H \\ \cdot\cdot \\ H \end{array}\right]^{2+}$

i．$\left[\begin{array}{c} \cdot\cdot \\ H:N:H \\ \cdot\cdot \\ H \end{array}\right]^{2-}$　j．$\left[\begin{array}{c} \cdot\cdot \\ H:N:H \\ \cdot\cdot \\ H \end{array}\right]^{-}$　k．$\left[\begin{array}{c} \cdot\cdot \\ H:N:H \\ \cdot\cdot \\ H \end{array}\right]^{+}$　l．$\left[\begin{array}{c} \cdot\cdot \\ H:N:H \\ \cdot\cdot \\ H \end{array}\right]^{2+}$

m．$\left[\begin{array}{c} H \\ \cdot\cdot \\ H:N:H \\ \cdot\cdot \\ H \end{array}\right]^{2-}$　n．$\left[\begin{array}{c} H \\ \cdot\cdot \\ H:N:H \\ \cdot\cdot \\ H \end{array}\right]^{-}$　o．$\left[\begin{array}{c} H \\ \cdot\cdot \\ H:N:H \\ \cdot\cdot \\ H \end{array}\right]^{+}$　p．$\left[\begin{array}{c} H \\ \cdot\cdot \\ H:N:H \\ \cdot\cdot \\ H \end{array}\right]^{2+}$

問4　下線部②について，オキソニウムイオンおよびアンモニウムイオンと同様の形を示す分子をa～fからそれぞれ選んでマークせよ。

a．アンモニア　b．塩化水素　c．窒素

d．二酸化炭素　e．水　f．メタン

問5　下線部③について，酸素原子（O），炭素原子（C），窒素原子（N），フッ素原子（F）を電気陰性度が大きい順に並べると，［ア］＞［イ］＞［ウ］＞［エ］と表される。ア～エに該当する原子をa～dからそれぞれ選んでマークせよ。

a．酸素原子（O）　b．炭素原子（C）　c．窒素原子（N）　d．フッ素原子（F）

問6　下線部④について，0℃で1.00 kgの氷をすべて融解させて生じる4℃の水の体積を［a］.［b］［c］Lと表すとき，a～cに該当する数字をそれぞれマークせよ。ただし，0℃における氷の密度は0.917 g/cm^3，4℃における水の密度は1.000 g/cm^{3}とする。

Ⅱ 次の文を読み，問1～7に答えよ。(29点)

銅の単体は，赤味を帯びた金属光沢をもつ展性・延性の大きな金属で，電気や熱の伝導性は 1 に次いで大きいため，電線や調理器具などに広く利用されている。また，さまざまな合金の材料として使われており，例えば，スズとの合金は青銅， 2 との合金は黄銅， 3 との合金は白銅という。

銅は，水素より 4 が小さいため塩酸や希硫酸とは反応しないが，①酸化力の強い希硝酸や濃硝酸，熱濃硫酸とは反応して溶け，銅(Ⅱ)イオン Cu^{2+} となる。また，Cu^{2+} に少量のアンモニア水を加えると， ア 色の沈殿が生じる。この沈殿は，アンモニア水をさらに加えると②溶解して イ 色の水溶液となる。また，この沈殿を加熱すると ウ 色に変化する。

銅板を浸した硫酸銅(Ⅱ)水溶液と亜鉛板を浸した硫酸亜鉛水溶液を素焼き板で仕切り，両金属板を導線で結ぶと電流が流れる。この電池はダニエル電池とよばれ，銅よりも 5 が大きい亜鉛が 6 されて溶液中に溶け出す。このとき，電子は導線を通って銅板に移動し，電流を生じる。銅は亜鉛に比べて 5 が小さいので，溶液中の Cu^{2+} は銅板に達した電子を受け取り， 7 されて銅板上に析出する。

問1 1 ～ 7 に該当する語句をa～lからそれぞれ選んでマークせよ。ただし，必要ならば繰り返し選んでよい。

a．亜鉛　b．アルミニウム　c．イオン化傾向　d．還元
e．銀　f．クロム　g．酸化　h．鉄
i．電気陰性度　j．鉛　k．ニッケル　l．白金

問2 下線部①に示す銅と希硝酸または濃硝酸の反応を以下のように表すとき，a～gに該当する数字をそれぞれマークせよ。

a Cu ＋ b HNO_3(希) ⟶ c $Cu(NO_3)_2$ ＋ d H_2O ＋ 2 NO
Cu ＋ e HNO_3(濃) ⟶ f $Cu(NO_3)_2$ ＋ g H_2O ＋ 2 NO_2

問3 一酸化窒素および二酸化窒素の捕集方法として最も適するものをa～cからそれぞれ選んでマークせよ。

a．下方置換　b．上方置換　c．水上置換

問 4　単体の銅 127 mg を濃硝酸と完全に反応させたときに発生する二酸化窒素の体積を標準状態で [a].[b][c] $\times 10^{-[d]}$ L と表すとき，a ～ d に該当する数字をそれぞれマークせよ。ただし，Cu の原子量は 63.5 として計算すること。

問 5　[ア] ～ [ウ] に該当する色を a ～ j からそれぞれ選んでマークせよ。

a．黄褐　　b．黄緑　　c．黄　　d．黒　　e．深青

f．青白　　g．赤褐　　h．淡緑　　i．橙赤　　j．緑白

問 6　下線部②の水溶液中に含まれる錯イオンの形として最も適切なものを a ～ c から選んでマークせよ。

a．直線形　　b．正四面体形　　c．正方形

問 7　あるダニエル電池をしばらく使用したところ，負極の質量が 97.5 mg 減少した。このとき流れた電気量を [a].[b] $\times 10^{[c]}$ C，正極の質量の増加量を [d][e] mg と表すとき，a ～ e に該当する数字をそれぞれマークせよ。ただし，ファラデー定数は，9.65×10^4 C/mol とする。なお，Cu および Zn の原子量は，それぞれ 63.5 および 65.0 として計算すること。

Ⅲ 次の文を読み，問1～5に答えよ。(24点)

塩分（塩化ナトリウム）を含む食品中の塩分量を調べるために以下の実験を行った。

操作1：塩化ナトリウム1.17gをとり，①蒸留水に溶かし正確に1000mLにした。②その10mLを正確にコニカルビーカーにとり，これに指示薬として少量のクロム酸カリウム水溶液を加え，③硝酸銀水溶液で滴定した。硝酸銀水溶液を加えていくと [1] 色の沈殿を生じ，さらに硝酸銀水溶液を加えて，[2] 色の沈殿が生じたところを滴定の終点とした。このとき，硝酸銀水溶液は10.0mL要した。

操作2：④食品が溶けた水溶液（沈殿物はないものとする）を正確に50mLとり，全量を500mLとした。その100mLを正確にコニカルビーカーにとり，これに指示薬として少量のクロム酸カリウム水溶液を加え，操作1で濃度を測定した硝酸銀水溶液で滴定した。[2] 色の沈殿が生じたところを滴定の終点とした。このとき，硝酸銀水溶液は3.30mL要した。

問1　下線部①～③の操作で使用する実験器具として最も適するものをa～fからそれぞれ選んでマークせよ。

a．駒込ピペット　b．三角フラスコ　c．ビュレット
d．ホールピペット　e．メスシリンダー　f．メスフラスコ

問2　この実験原理の反応式を下式で表すとき，a～fに該当する数字をそれぞれマークせよ。

$NaCl$ + [a] $AgNO_3$ ⟶ [b] $AgCl$ + [c] $NaNO_3$
K_2CrO_4 + [d] $AgNO_3$ ⟶ [e] Ag_2CrO_4 + [f] KNO_3

問3　[1] および [2] に該当する色として最も適するものをa～eからそれぞれ選んでマークせよ。

a．暗赤　b．暗青　c．黄　d．白　e．緑

問4　操作1の硝酸銀水溶液の濃度を [a].[b][c] ×10^{-}[d] mol/Lと表すとき，a～dに該当する数字をそれぞれマークせよ。

問5　下線部④の水溶液1.00L中の塩分量を [a].[b][c] gと表すとき，a～cに該当する数字をそれぞれマークせよ。ただし，食品中で$AgNO_3$と反応するものは$NaCl$のみとする。

Ⅳ　次の文を読み，問1～6に答えよ。(22点)

希薄溶液の浸透圧は，溶液のモル濃度と絶対温度に比例する。以下に示す〔Ⅰ〕～〔Ⅲ〕の水溶液の浸透圧を27℃で測定した。

〔Ⅰ〕 不揮発性の非電解質**X** 5.1gを水に溶解し1.0Lにしたところ，この水溶液の浸透圧は4.2×10^4 Paであった。

〔Ⅱ〕 一定質量の塩化マグネシウムを水に溶解し1.0Lにしたところ，この水溶液の浸透圧は7.5×10^3 Paであった。

〔Ⅲ〕 〔Ⅰ〕の水溶液と〔Ⅱ〕の水溶液をある比率で混合し1.0Lにしたところ，この混合溶液の浸透圧は1.1×10^4 Paであった。

問1　下線部に関する法則の名称をa～fから選んでマークせよ。

a．アボガドロの法則　　b．ドルトンの分圧の法則　　c．ファラデーの法則

d．ファントホッフの法則　　e．ヘンリーの法則　　f．ボイル・シャルルの法則

問2　浸透圧に関する記述のうち，正しいものをa～dから選んでマークせよ。

a．圧力とは，単位面積あたりにはたらくエネルギーである。

b．浸透圧の単位に用いられる1Paは1atmに等しい。

c．浸透圧は，溶液中のすべての溶質粒子のモル濃度に比例する。

d．浸透圧は，溶質の種類には無関係である。

問3　〔Ⅰ〕の水溶液のモル濃度を ア mol/Lと表すとき， ア に最も適する数値をa～eから選んでマークせよ。

a．1.7×10^{-2}　　b．2.6×10^{-2}　　c．3.4×10^{-2}

d．4.3×10^{-2}　　e．5.1×10^{-2}

問4　不揮発性の非電解質**X**の分子量に最も適する数値をa～eから選んでマークせよ。

a．1.5×10^2　　b．2.3×10^2　　c．3.0×10^2

d．3.8×10^2　　e．4.5×10^2

問5 〔Ⅱ〕の水溶液1.0L中に含まれる塩化マグネシウムの質量を [イ] gと表すとき，[イ] に最も適する数値をa～eから選んでマークせよ。ただし，塩化マグネシウムは水溶液中で完全に電離するものとする。

a．3.2×10^{-2}　　b．4.7×10^{-2}　　c．6.3×10^{-2}

d．7.9×10^{-2}　　e．9.5×10^{-2}

問6 〔Ⅲ〕の水溶液1.0L中に含まれる非電解質**X**とイオンを合わせた溶質粒子の物質量を [ウ] molと表すとき，[ウ] に最も適する数値をa～eから選んでマークせよ。ただし，塩化マグネシウムは水溶液中で完全に電離するものとし，また，非電解質**X**と塩化マグネシウムは混合により反応しないものとする。

a．2.2×10^{-3}　　b．4.4×10^{-3}　　c．6.6×10^{-3}

d．8.8×10^{-3}　　e．9.8×10^{-3}

英語

解答

4年度

推　薦

I

〔解答〕

問1(1)　A　(2)　C　(3)　B　(4)　D　(5)　D
(6)　B　(7)　B　(8)　C　(9)　A

問2(1)　B　(2)　C　(3)　D　(4)　A

〔出題者が求めたポイント〕

問1(1)　allows「許可する」。permits「許可する」。compels「強いる」。reminds「思い出させる」。requests「依頼する」。
(2)　fraction「ほんの一部」。chapter「章」。majority「大多数」。part「一部」。gender「性」。
(3)　assemble「集める」。avoid「避ける」。gather「寄せ集める」。recognize「認識する」。maintain「維持する」。
(4)　flaw「欠陥」。double「2倍」。color「色」。merit「長所」。fault「欠点」。
(5)　achieved「達成した」。secured「確保した」。provided「提供した」。perceived「知覚した」。accomplished「達成した」。
(6)　inexpensively「安い費用で」。with ease「簡単に」。at low cost「安い費用で」。in no time「瞬く間に」。by day's end「その日の終わりまでに」。
(7)　impact「影響」。disaster「災害」。effect「影響」。motive「動機」。quantity「量」。
(8)　fuels「刺激する」。lowers「下げる」。determines「決心する」。stimulates「刺激する」。forces「強要する」。
(9)　progress「進歩」。improvement「改善」。demonstration「実演」。failure「失敗」。security「安全」。

問2　選択肢訳
(1)「第1、第2段落によれば、次のうち正しいものはどれか」
(A)　印刷機ができる以前に本はなかった。
(B)　読み物が不足していたため、文字を読める人はほとんどいなかった。
(C)　かつてローマでは本は学生によって手で複製されていた。
(D)　印刷機以前の時代の本が何百万冊も見つかっている。
(2)「第3段落によれば、次のうち正しいものはどれか」
(A)　グーテンベルクの印刷機は、毎回完璧な文書を作成した。
(B)　ヨハネス・グーテンベルクは、印刷を開発した最初の人物である。
(C)　グーテンベルクの印刷機は、文字のある小片を作ることを必要とした。
(D)　グーテンベルクは、自分の印刷機に使う文字を作るために木と動物の骨を使った。
(3)「第4段落によると、次のうち正しいものはどれか」
(A)　印刷機があったにもかかわらず、他の国から情報を得ることは困難であった。
(B)　最初の機械印刷された本や論文は、多大の金がかかった。
(C)　グーテンベルクの印刷機は、最初のコンピューターと考えられた。
(D)　読書の急速な普及は、人類の技術的発展を引き起こす一因となった。
(4)「記事のタイトルとして最も適切なものはどれか」
(A)　革命的なグーテンベルク印刷機
(B)　世界の印刷の歴史
(C)　ヨハネス・グーテンベルクの生涯
(D)　印刷ビジネスを展開する方法

〔全訳〕

あなたは、人類で最も重要な発明は何だと思うか。コンピューターだろうか、電話だろうか、それとも車輪だろうか。多くの人が言うには、それは印刷機、すなわち本や文書を無限に複製できる機械だ。

印刷機以前、本は手で複製されていた。古代ローマの出版社は、奴隷が複製した本をときに5,000部も販売した。しかし、本の複製は時間と費用がかかるため、1冊の本につき数部しか作られないことが多かった。その結果、本を手にすることができ、文字を読めるようになったのはごく一部の人だった。

印刷機は1450年、ドイツの金細工師ヨハネス・グーテンベルクによって発明されたが、印刷はすでにかなり以前から行われていた。約5,000年前の古代メソポタミアでは、印章やスタンプの役割を果たす彫った石で粘土に印影を付けていた。その後、中国では木版の表面に文字が彫られ、それに墨を塗って紙や布に押し付けていた。しかし、グーテンベルクの印刷機は、1ページ分の木彫りのブロックではなく、個々がたった1文字分の小さな金属製のブロック(活字)を使用した。1ページを印刷するのに、印刷をする人は、必要な文字を集めて機械を起動するだけでよかった。木製の版木はすぐに傷んでしまうが、金属製の活字は丈夫で、万一ひとつに欠陥があることが分かっても、ページ全体に影響を与えることなく簡単に交換することができた。グーテンベルクが印刷機で達成したのは、本を早く、安く、効率的に大量生産することだったのだ。

1450年以降、人気の本や新聞は、何千部でも迅速かつ安価に印刷することができるようになった。世界中のアイデアやイメージを集めた本や新聞を、広く一般大衆が入手できるようになったのだ。グーテンベルクの機械が与えた影響は、ときに、何百万人もの人々が新しく刺激的な知識にアクセスできるようになったインターネットの影響と比較されることがある。知識が人間の知性を刺激するように、過去500年にわたる人類の驚異的な技術的・科学的進歩は、グーテンベルクの卓越した印刷機に負うところ少なくない。

Ⅱ

〔解答〕

1. B　2. A　3. C　4. D
5. B　6. A　7. C　8. D
9. B　10. B　11. A　12. D

〔出題者が求めたポイント〕

1. 関係代名詞の What が作る節が文の主語になっている。What John said yesterday「ジョンが昨日言ったこと」。
2. by ～「～までには(完了している)」。until ～「～まで(継続している)」。
3. devote A to B「A を B に捧げる」。B は名詞または動名詞。
4. not to swim から swim を省略したものが正解。このように、to V から V を取り除き、to だけでその働きを果たすものを代不定詞と呼ぶ。
5. familiar with「～と馴染みがある、よく知っている」の with が関係代名詞の前に出た形。
6. 時を表す副詞節中なので、現在形の ask が正解。
7. bore「～を退屈させる」。boring で「退屈な」という形容詞になる。
8. come up with「～を思いつく」。get rid of「～を取り除く」。give in to「～に屈する」。take part in「～に参加する」。
9. out of「～から」。in spite of「～にもかかわらず」。instead of「～の代わりに」。in case of「～の場合に備えて」。
10. The passage を後ろから修飾する過去分詞の given が正解。
11. have + O + Vp.p.「O を～してもらう、O を～される」。
12. 道具を表す前置詞の with が正解。to open は不定詞形容詞用法。a house to live in などと同じ形。

〔問題文訳〕

1. ジョンが昨日言ったことは、おそらく本当だ。
2. 渋滞がなければ、私たちは8時までにはそこに着くだろう。
3. もしあなたが人生で本当に成功したいのなら、自分の時間を勉強に捧げなければならない。
4. 私たちが川で泳がなかったのは、先生が泳いではいけないと言ったからだ。
5. 「Sustainability(持続可能性)」は私たちにとってとても馴染みのある言葉である。
6. 警察が身分証明書の提示を求めたとき、パスポートが必要な場合がある。
7. その映画はとても退屈で、私は起きていられなかった。
8. ランナーはマラソンに参加するために少額の手数料を払わなければならない。
9. サラは日本語が不自由であるにもかかわらず、わざわざ日本まで来てくれた。
10. 朗読の授業で生徒に与えられた文章は難しすぎた。
11. 私の父は少し前に自動車店で自分の車を修理してもらった。
12. 私は封筒を開けるためのものを探しているところだ。

Ⅲ

〔解答〕

1. (1) D　(2) E　(3) C
2. (4) G　(5) B　(6) F
3. (7) A　(8) F　(9) C
4. (10) E　(11) C　(12) B
5. (13) B　(14) G　(15) A
6. (16) G　(17) D　(18) A

〔出題者が求めたポイント〕

正解の英文

1. (To) (my) (surprise), he is (the best) (English) (speaker) (in) our class.
2. That (is exactly) (the reason) (why) (I) (don't) (go) (to) the restaurant anymore.
3. (Born) (into) a family with a glorious history, Mary (is) (used to) (being) (invited) (to) formal ceremonies.
4. A (small mistake) (could) (cost) (the company) (millions) (of) (dollars).
5. I (would) (appreciate) (it) (if you) (could) (email) (me) the list of your new products.
6. (Whatever) (your parents) (may) (think), you should do (what) (you want) (to do).

Ⅳ

〔解答〕

問1　1. C　2. D
問2　1. A　2. B

〔出題者が求めたポイント〕

選択肢訳

1. (A) かしこまりました。あちらの棚にありますよ。
 (B) 申し訳ございませんが、その時計はまだ発売されていないのです。
 (C) 申し訳ございませんが、在庫切れです。
 (D) はい、それは3色あります。
2. (A) 彼は自分の足で歩いて家に帰ったわ。
 (B) 医者は彼に素晴らしい治療を施したわ。
 (C) でも、私たちは一晩中起きていなければならなかったの。
 (D) 私たちは、彼が心臓発作を起こしたと本当に思ったの。
3. (A) コピー機の紙がなくなった。

(B) 母の誕生日は昨日だった。
(C) 塩を入れすぎたようだ。
(D) 自転車をどこに止めたか思い出せない。
4．(A) 冗談でしょう？
(B) 味見をする人が必要かしら？
(C) 一緒に夕食を食べに行きませんか？
(D) どんな料理を作るのですか？

〔全訳〕

1．サマンサ：こんにちは、ここで雑誌に宣伝されている新しい腕時計を探しているのですが。
店員：　申し訳ございませんが、在庫切れです。
サマンサ：本当ですか？　がっかりだわ。
店員：　とてもよく売れているもので。

2．メーガン：昨夜父が病院に運ばれたの。
ショータ：ホント？　大丈夫なの？
メーガン：大丈夫。私たちは、彼が心臓発作を起こしたと本当に思ったの。
ショータ：そうじゃなかったということ？
メーガン：そうじゃなかったの。ただの食べ過ぎだったのよ。

3．タクヤ：　ちょっといいかな？
イザベラ：もちろんです、何かすることある？
タクヤ：　コピー機の紙がなくなった。
イザベラ：そこの棚を見てみたかしら。先週いくらか買ったばかりなのよ。

4．ユキ：　こんにちは、ジェームズ。最近どうしてるの？
ジェームズ：あまり変わらないけど、料理の腕は磨いているよ。
ユキ：　味見をする人が必要かしら？
ジェームズ：もちろんだよ。よかったら今夜、ボクの所に来てよ。

V

〔解答〕

問1　1．C　　2．B
問2　1．D　　2．A

〔出題者が求めたポイント〕

問1　選択肢訳
(1)「このサイトはどのような人を対象にしているのか？」
(A) ビジネスパーソン
(B) 小学生の子供たち
(C) 学童の親
(D) 大学生。
(2)「ブルーミントン公立学校について、正しいのはどれか？」
(A) 生徒は、将来どのような仕事が需要になるかを簡単に知ることができる。
(B) 親の要求を満たすために、カリキュラムを注意深く設計している。
(C) 創造性は将来の職業に不必要な能力であるとみなしている。
(D) できるだけ頻繁に転職するよう促している。

問2　選択肢訳
(1)「14:05、Sarah Higgins は何を示しているか」
(A) 雨がひどいので、彼女は駅に戻らなければならない。
(B) 渋滞のため、彼女は乗っているタクシーを降りなければならない。
(C) 雨のため、彼女はずぶ濡れになっている。
(D) 渋滞がひどくて、タクシーが迅速に動けない。
(2)「14:10 に、Thomas Addison は何を書いているか」
(A) 彼は会議の計画にある種の調整がなされたことを述べている。
(B) Sarah がオフィスに遅れてきたことについて上司が激怒していると訴えている。
(C) 彼はミーティングを13階で行うよう主張している。
(D) 彼は彼女にできるだけ早く新しいカーペットを注文するよう提案している。

〔全訳〕

問1

ブルーミントン公立学校

コンピュータサイエンス教育

私たちは、急速に変化する世界で活躍できる学生を育成しています。将来の仕事を予測することは困難ですが、21世紀の職場では、批判的思考、創造性、問題解決能力が求められることを、私たちは知っています。当校のカリキュラムは、保護者の方々のご要望に応えるよう慎重に設計されており、学校生活の中で、さまざまな教科においてこれらのスキルを提供します。

私たちが、学生に向けたコンピュータサイエンスの授業も充実させていることを知れば、みなさんは喜ばれることでしょう。私たちの高校は、コンピュータサイエンスに加えて、小学校から始まり中学校、高校まで続く、入門コンピュータサイエンスのコースも提供しています。

問2

Sarah Higgins
13:57
トーマス、今、駅にいます。ちょうど雨が降り始めたので、タクシーに乗ります。

Thomas Addison
14:00
それはいい考えだ。そうすれば、14:30に予定されているセールスミーティングに十分間に合うと思う。

Sarah Higgins
14:05
残念ながら、今渋滞に巻き込まれています。ミーティングに遅刻しそうです。

Thomas Addison
14:10
オーケー、サラ。ボスに伝えておくよ。ところで、新しいカーペットを敷いたので、ミーティング場所が3階のミーティングルームに変更された。一応お知らせしておく。

Sarah Higgins
14:12
ありがとう、トーマス。たぶん、あと15分くらいでオフィスに行けると思います。混雑が少し緩和されたようです。

数　学

解答　　4年度

推　薦

I

〔解答〕

問1

(ア)	(イ)	(ウ)
8	3	0

問2

(エ)	(オ)	(カ)	(キ)
4	3	1	2

問3

(ク)	(ケ)	(コ)	(サ)	(シ)
1	0	8	1	5

問4

(ス)	(セ)	(ソ)	(タ)	(チ)	(ツ)	(テ)
1	2	1	1	7	2	8

問5

(ト)	(ナ)	(ニ)	(ヌ)	(ネ)	(ノ)
2	1	3	0	9	4

〔出題者が求めたポイント〕

問1　整数

15と18の最小公倍数gを求める。g分後に同時に発車する。

問2　三角関係

$\pi=3.14$，$\dfrac{\pi}{2}=1.57$の時sinの値が最大(1)である。

$1.57<x<3.14$のとき$\sin(3.14-x)$と同じ値になり，$0<x<1.57$のときは，xが1.57に近い方が値が大きい。

$\theta>3.14$のとき$\sin\theta<0$である。

問3　指数対数関数

前日の$1+0.08$倍になる。

$(1.08)^n\geqq 3$として，両辺を常用対数の真数にとってnの値の範囲を求める。

$$f(x)\geqq g(x)\iff \log_{10}f(x)\geqq\log_{10}g(x)$$

問4　確率

全事象は1～9から3つ選ぶ。

(1)　3，8と4～7から1つ選んだとき。

(2)　$m\geqq 4$は4～9から3つ選ぶ。x_1通り

$M\leqq 7$は1～7から3つ選ぶ。x_2通り

$4\leqq m$，$M\leqq 7$は4～7から3つ選ぶ。x_3通り

場合の数は，$x_1+x_2-x_3$

問5　微分積分

$f(x)$は積分を計算する。

$f'(x)=(x-1)(x-2)(x-3)$

増減表をつくる。

$0\leqq x\leqq 2$で増減表をつくり，$f(0)$，$f(1)$，$f(2)$を求めて大小を調べる。

〔解答のプロセス〕

問1　$15=3\times 5$，$18=2\times 3^2$

最小公倍数は，$2\times 3^2\times 5=90$

90分後より1時間30分後なので，

7:00＋1:30＝8:30　よって，8時30分

問2　$\pi=3.14$とする。

$\sin\dfrac{\pi}{2}=\sin(1.57)=1$で値が一番大きい。

$\sin 2=\sin(3.14-2)=\sin 1.14$

$\sin 3=\sin(3.14-3)=\sin 0.14$

$4>3.14$　より　$\sin 4<0$

$\sin 4<\sin 0.14<\sin 1<\sin 1.14$　より

$\sin 4<\sin 3<\sin 1<\sin 2$

問3　感染者数は8%増加するので，1.08倍となる。

n日後は，現在の$(1.08)^n$倍となる。

$(1.08)^n\geqq 3$　より　$\left(\dfrac{108}{100}\right)^n\geqq 3$

両辺を常用対数の真数にとる。

$\log_{10}\left(\dfrac{108}{100}\right)^n>\log_{10}3$

$n(\log_{10}108-\log_{10}100)>\log_{10}3$

$n(\log_{10}2^2\times 3^3-\log_{10}100)>\log_{10}3$

$n(2\log_{10}2+3\log_{10}3-2)>\log_{10}3$

$(0.6020+1.4313-2)n>0.4771$

$0.0333n>0.4771$　より　$n>14.32\cdots$

従って，$n=15$

問4　全事象は，${}_9C_3=84$

(1)　3と8と4～7から1つをとったとき。

$\dfrac{{}_4C_1}{84}=\dfrac{4}{81}=\dfrac{1}{21}$

(2)　$m\geqq 4$となるのは，4～9から3つとったとき。

${}_6C_3=20$

$M\leqq 7$となるのは，1～7から3つとったとき。

${}_7C_3=35$

4～7で3つとったとき，両方に含まれる。

${}_4C_3=4$

確率は，$\dfrac{20+35-4}{84}=\dfrac{51}{84}=\dfrac{17}{28}$

問5　$(t-1)(t-2)(t-3)=(t-1)(t^2-5t+6)$
$=t^3-6t^2+11t-6$

$$f(x)=\int_0^x(t^3-6t^2+11t-6)dt$$
$$=\left[\frac{1}{4}t^4-2t^3+\frac{11}{2}t^2-6t\right]_0^x$$
$$=\frac{1}{4}x^4-2x^3+\frac{11}{2}x^2-6x$$

$f'(x)=(x-1)(x-2)(x-3)$

x		1		2		3	
$f'(x)$	−	0	＋	0	−	0	＋
$f(x)$	↘		↗		↘		↗

$x=2$で極大，$x=1$，3で極小

x	0		1		2
$f'(x)$		−	0	＋	0
$f(x)$		↘		↗	

$f(0)=0$

$f(1)=\dfrac{1}{4}-2+\dfrac{11}{2}-6=-\dfrac{9}{4}$

$f(2)=\dfrac{16}{4}-16+\dfrac{44}{2}-12=-2$

最大値は 0 $(x=0)$，最小値は $-\dfrac{9}{4}$ $(x=1)$

Ⅱ

〔解答〕

問 1

(ア)	(イ)	(ウ)	(エ)	(オ)	(カ)	(キ)
2	2	1	2	2	1	2

問 2

(ク)	(ケ)	(コ)	(サ)
2	3	5	6

問 3

(シ)	(ス)	(セ)	(ソ)	(タ)	(チ)
2	3	2	3	2	3

〔出題者が求めたポイント〕

空間ベクトル

問 1　A の座標は $\overrightarrow{OA}$ と同じ。

$\overrightarrow{AB}=\overrightarrow{OB}-\overrightarrow{OA}$，$\overrightarrow{AC}=\overrightarrow{OC}-\overrightarrow{OA}$

$\overrightarrow{OH}=\overrightarrow{OA}+\overrightarrow{AH}$

問 2　$\vec{a}=(a_1,\ a_2,\ a_3)$，$\vec{b}=(b_1,\ b_2,\ b_3)$のとき

$\vec{a}\cdot\vec{b}=a_1b_1+a_2b_2+a_3b_3$

$\overrightarrow{AB}\perp\overrightarrow{OH} \iff \overrightarrow{AB}\cdot\overrightarrow{OH}=0$

$\overrightarrow{AC}\perp\overrightarrow{OH} \iff \overrightarrow{AC}\cdot\overrightarrow{OH}=0$

両式を連立させて s，t を求める。

問 3　問 1 の $\overrightarrow{OH}$ に s，t を代入する。

〔解答のプロセス〕

問 1　$\overrightarrow{AB}=(0,\ 3,\ 1)-(2,\ 1,\ 1)=(-2,\ 2,\ 0)$

$\overrightarrow{AC}=(2,\ -1,\ -1)-(2,\ 1,\ 1)=(0,\ -2,\ -2)$

$\overrightarrow{OH}=\overrightarrow{OA}+\overrightarrow{AH}=\overrightarrow{OA}+s\overrightarrow{AB}+t\overrightarrow{AC}$

$=(2,\ 1,\ 1)+s(-2,\ 2,\ 0)+t(0,\ -2,\ -2)$

$=(2-2s+0t,\ 1+2s-2t,\ 1+0s-2t)$

$=(2-2s,\ 1+2s-2t,\ 1-2t)$

(2)　$\overrightarrow{AB}\perp\overrightarrow{OH} \iff \overrightarrow{AB}\cdot\overrightarrow{OH}=0$

$-2(2-2s)+2(1+2s-2t)+0(1-2t)=0$

$-4+4s+2+4s-4t=0$　より

$4s-2t=1$　……①

$\overrightarrow{AC}\perp\overrightarrow{OH} \iff \overrightarrow{AC}\cdot\overrightarrow{OH}=0$

$0(2-2s)-2(1+2s-2t)-2(1-2t)=0$

$-2-4s+4t-2+4t=0$　より

$2t-s=1$　……②

①＋②より　$3s=2$　よって　$s=\dfrac{2}{3}$

$2t=1+\dfrac{2}{3}=\dfrac{5}{3}$　よって　$t=\dfrac{5}{6}$

(3)　$H\left(2-\dfrac{4}{3},\ 1+\dfrac{4}{3}-\dfrac{5}{3},\ 1-\dfrac{5}{3}\right)$

従って，$H\left(\dfrac{2}{3},\ \dfrac{2}{3},\ -\dfrac{2}{3}\right)$

化 学

解答 4年度

推 薦

Ⅰ

〔解答〕

問1 [A] b　[B] e　[C] d

問2 水分子の酸素原子

　共有電子対：2，非共有電子対：2

　アンモニア分子の窒素原子

　共有電子対：3，非共有電子対：1

問3 オキソニウムイオン：c，アンモニウムイオン：o

問4 オキソニウムイオン：a，アンモニウムイオン：f

問5 [ア] d　[イ] a　[ウ] c　[エ] b

問6 [a] 1　[b] 0　[c] 0

〔出題者が求めたポイント〕

化学結合，イオンの構造

〔解答のプロセス〕

問1　共有する電子が両方の原子から提供される場合が共有結合[A]，一方の原子から提供される場合が配位結合である。

電気陰性度の極めて大きいフッ素，酸素，窒素と水素との結合 F-H，O-H，N-H 結合では結合の極性が大きく，他の F 原子，O 原子，N 原子と H 原子をはさんで静電気的に結合する……水素結合[C]。

問2　H_2O 分子の電子式は H:Ö:H（O の上下に非共有電子対），NH_3 分子の電子式は H:N̈:H（N の上に非共有電子対，下に H）である。

問3　H^+ の K 殻には電子がないので，H_2O 分子の O 原子，NH_3 分子の N 原子の非共有電子対が入り，配位結合により H_3O^+，NH_4^+ が生じる。

H:Ö:H ＋ (H^+) ⟶ [H:Ö:H / H]$^+$　オキソニウムイオン

H:N̈:H（下に H）＋ (H^+) ⟶ [H:N:H（上下に H）]$^+$　アンモニウムイオン

問4　H_3O^+ の電子配置は NH_3 と同じなので三角錐形であり，NH_4^+ の電子配置は CH_4 と同じなので正四面体形である。

問5　同一周期元素(貴ガスを除く)の電気陰性度は原子番号が大きいほど大きいので　C＜N＜O＜F　の順となる。

問6　氷 1.00 kg が融けて生じる水も 1.00 kg。水の体積を x〔L〕とすると

$$\text{密度} = \frac{\text{質量}}{\text{体積}} = \frac{1.00 \times 10^3\,\text{g}}{x \times 10^3\,\text{cm}^3} = 1.000\,\text{g/cm}^3$$

$$x = 1.00\,〔\text{L}〕$$

よって　[a]＝1，[b]＝0，[c]＝0

Ⅱ

〔解答〕

問1 [1] e　[2] a　[3] k　[4] c　[5] c　[6] g　[7] d

問2 [a] 3　[b] 8　[c] 3　[d] 4　[e] 4　[f] 1　[g] 2

問3 一酸化窒素：c，二酸化窒素：a

問4 [a] 8　[b] 9　[c] 6　[d] 2

問5 [ア] f　[イ] e　[ウ] d

問6 c

問7 電気量：[a] 2　[b] 9　[c] 2

　正極の質量増加量：[d] 9　[e] 5

〔出題者が求めたポイント〕

銅とその化合物，ダニエル電池

〔解答のプロセス〕

問1　電気・熱の伝導性は銀[1]が最大で，次いで銅，金の順である。

銅とスズの合金は青銅(ブロンズ)，銅と亜鉛[2]の合金は黄銅(ブラス，真ちゅう)，銅とニッケル[3]の合金は白銅という。

銅は水素よりイオン化傾向[4]が小さいので塩酸や希硫酸には溶けないが，酸化力の強い硝酸，熱濃硫酸には溶ける。ただし水素は発生しない。

$$Cu + 2H_2SO_4 \longrightarrow CuSO_4 + 2H_2O + SO_2$$

ダニエル電池では，イオン化傾向[5]が銅よりも大きい亜鉛が負極，銅が正極となる。亜鉛は電子を放出して(酸化[6]されて)溶け，電子は銅に流れて，銅(Ⅱ)イオンが電子を受け取り(還元[7]されて)単体として析出する。

問2　(i) $Cu \longrightarrow Cu^{2+} + 2e^-$　…①

$HNO_3 + 3H^+ + 3e^- \longrightarrow 2H_2O + NO$　…②

①×3＋②×2　より

$3Cu + 2HNO_3 + 6H^+ \longrightarrow 3Cu^{2+} + 4H_2O + 2NO$

$6NO_3^-$ を両辺に加えて整理すると

$\underset{[a]}{3}Cu + \underset{[b]}{8}HNO_3 \longrightarrow \underset{[c]}{3}Cu(NO_3)_2 + \underset{[d]}{4}H_2O + 2NO$

(ii) $Cu \longrightarrow Cu^{2+} + 2e^-$　…①

$HNO_3 + H^+ + e^- \longrightarrow H_2O + NO_2$　…③

①＋③×2　より

$Cu + 2HNO_3 + 2H^+ \longrightarrow Cu^{2+} + 2H_2O + 2NO_2$

$2NO_3^-$ を両辺に加えて整理すると

$Cu + \underset{[e]}{4}HNO_3 \longrightarrow \underset{[f]}{1}Cu(NO_3)_2 + \underset{[g]}{2}H_2O + 2NO_2$

問3　一酸化窒素：水に溶け難いので水上置換により捕集する。

二酸化窒素：水に極めてよく溶け，空気より重いので下方置換で捕集する。

問4　Cu 1 mol から NO_2 2 mol が生じるから

$$22.4\,\text{L/mol} \times \frac{127 \times 10^{-3}\,\text{g}}{63.5\,\text{g/mol}} \times 2 = 0.0896$$

$$= 8.96 \times 10^{-2}\,\text{L}$$

よって[a]＝8，[b]＝9，[c]＝6，[d]＝2

問5　$Cu^{2+}+2OH^- \longrightarrow Cu(OH)_2$（青白色，[ア]）
水酸化銅（Ⅱ）

$Cu(OH)_2+4NH_3$
$\longrightarrow [Cu(NH_3)_4]^{2+}$（深青色，[イ]）$+2OH^-$
テトラアンミン銅（Ⅱ）イオン

$Cu(OH)_2 \longrightarrow CuO$（黒色，[ウ]）$+H_2O$
酸化銅（Ⅱ）

問6　4配位の錯イオンは多くは正四面体形であるが，Cu^{2+}の錯イオンは正方形である。

問7　負極　$Zn \longrightarrow Zn^{2+}+2e^-$
正極　$Cu^{2+}+2e^- \longrightarrow Cu$

負極で溶けた亜鉛は　$\dfrac{97.5\times10^{-3}\,g}{65.0\,g/mol}=1.50\times10^{-3}\,mol$

Zn 1mol から e^- 2mol が流れるから
$9.65\times10^4\,C/mol\times1.50\times10^{-3}\,mol\times2$
$=289.5≒2.9\times10^2\,C$

よって[a]＝2，[b]＝9，[c]＝2

Zn 1mol が溶けると Cu 1mol が析出するから，
$63.5\,g/mol\times1.50\times10^{-3}\,mol=0.09525\,g$
$≒95\,mg$

よって[d]＝9，[e]＝5

Ⅲ

〔解答〕

問1 ① f　② d　③ c
問2 [a] 1　[b] 1　[c] 1　[d] 2　[e] 1　[f] 2
問3 [1] d　[2] a
問4 [a] 2　[b] 0　[c] 0　[d] 2
問5 [a] 0　[b] 3　[c] 9

〔出題者が求めたポイント〕

塩分量の滴定による測定

〔解答のプロセス〕

問1　①溶液の調製に用いる器具はメスフラスコ。
②一定量の溶液を量り取る器具はホールピペット。
③溶液を滴下する器具はビュレット。
駒込ピペットやメスシリンダーは精度が劣るので用いない。

問2　(ii) Cr の数より[e]＝1，Ag の数より[d]＝2，K の数より[f]＝2

問3　$Cl^-+Ag^+ \longrightarrow AgCl$（白色，[1]）
$CrO_4^{2-}+2Ag^+ \longrightarrow Ag_2CrO_4$（暗赤色，[2]）

問4　NaCl 1.17g は　$\dfrac{1.17\,g}{58.5\,g/mol}=0.0200\,mol$

NaCl 0.0200mol を水に溶かして1Lにしたから濃度は0.0200mol/L。

NaCl と $AgNO_3$ の物質量は等しいから

$0.0200\,mol/L\times\dfrac{10}{1000}\,L=x\,[mol/L]\times\dfrac{10}{1000}\,L$

$x=0.0200=2.00\times10^{-2}\,[mol/L]$

よって[a]＝2，[b]＝0，[c]＝0，[d]＝2

問5　食品水溶液中の NaCl の濃度を y〔mol/L〕とすると，滴定に用いた水溶液中の NaCl は

$y\,[mol/L]\times\dfrac{50}{1000}\,L\times\dfrac{100\,mL}{500\,mL}=0.0100y\,[mol]$

よって　NaCl の物質量＝$AgNO_3$ の物質量　より

$0.0100y\,[mol]=0.0200\,mol/L\times\dfrac{3.30}{1000}\,L$

$y=6.60\times10^{-3}\,[mol/L]$

よって食品水溶液 1.00L 中の NaCl は
$58.5\,g/mol\times6.60\times10^{-3}\,mol=0.386≒0.39\,g$

よって[a]＝0，[b]＝3，[c]＝9

Ⅳ

〔解答〕

問1 d　問2 c，d　問3 a　問4 c
問5 e　問6 b

〔出題者が求めたポイント〕

浸透圧

〔解答のプロセス〕

問1　濃度 c〔mol/L〕の溶液の T〔K〕における浸透圧 Π〔Pa〕は　$\Pi=cRT$（R は気体定数）　と表される。この法則をファントホッフの法則という。

問2　a 誤り　エネルギー ⟶ 力
b 誤り　$1\,Pa=1\,N/m^2$，$1\,atm=1.013\times10^5\,Pa$
c，d 正

問3　$\Pi=cRT$　より
$4.2\times10^4\,Pa$
$=c\,[mol/L]\times8.30\times10^3\,Pa\cdot L/(K\cdot mol)\times(273+27)\,K$
$c=0.0168≒1.7\times10^{-2}\,[mol/L]$

問4　非電解質 X 5.1g は 1.7×10^{-2}mol であるから，

モル質量は　$\dfrac{5.1\,g}{1.7\times10^{-2}\,mol}=300\,[g/mol]$

分子量は 3.0×10^2

問5　$MgCl_2 \longrightarrow Mg^{2+}+2Cl^-$　と電離するから，$MgCl_2$（式量95）1mol から 3mol の溶質粒子が生じる。よってファントホッフの法則より

$7.5\times10^3\,Pa$
$=\dfrac{y\,[g]}{95\,g/mol}\times3\times8.30\times10^3\,Pa\cdot L/(K\cdot mol)\times(273+27)\,K$
$y=0.0953≒9.5\times10^{-2}\,[g]$

問6　電解質 X と Mg^{2+}，Cl^- の総量を z〔mol〕とすると，ファントホッフの法則より

$1.1\times10^4\,Pa$
$=z\,[mol/L]\times8.30\times10^3\,Pa\cdot L/(K\cdot mol)\times(273+27)\,K$
$z=4.41\times10^{-3}≒4.4\times10^{-3}\,[mol]$

令和3年度

問　題　と　解　答

英　語

問題

3年度

（60分）

A日程

Ⅰ　次の英文を読み、設問に答えなさい。（32点）

1　Have you ever wondered what a dog or bird is thinking? There is a long history of speculation on the subject. Until recently, studies of animals have tended to compare their intelligence to that of humans. People are (1) generally seen at the top of the intelligence scale, followed by chimpanzees, pigs, and so on. Thanks to new research techniques, these ranking concepts are losing favor. We're learning that land animals, marine life, and even insects have (2) an impressive range of skills and brain functions.

2　Self-awareness is one measure of higher intelligence. For decades, a "mirror test" was used to determine if animals recognized themselves the way people can. Some, like apes, performed well. However, sight is just one sense, and many species have well-developed chemical detection abilities or other senses. For example, in 2017 a smell test was used to study how well dogs know their own scent. Their performance was excellent, and they even knew when another scent was added to their own. The findings suggest that when it comes to self-awareness, a dog's nose is more important than its eyes.

3　Language is another high-level skill. Many studies have been human-centered, such as teaching sign language to gorillas. New research (3) methods are changing how we study this ability. For instance, a recent analysis of dolphins and whales has shown marine mammals in a new $_{(4)}$light. Not only do dolphins talk to each other through whistles, but different groups have their own dialects*. Besides that, unique calls are used for individuals. In other words, they have names. This use of language is just one $_{(5)}$aspect of marine mammals' complex social systems.

4 When it comes to social behavior, insects are gaining more respect for their achievements. Wasps*, for example, know the difference between queens and workers. Plus, they share information and tasks to benefit the $_{(6)}$entire colony, not just individuals. We also now know that bees learn from each other. Younger bees $_{(7)}$observe how knowledgeable hive members fly to food sources. That behavior is copied, food is harvested more efficiently, and the colony's fortunes are improved.

5 Insect behavior, as well as that of whales, dogs, and other animals, has $_{(8)}$clear differences from that of humans. Scientists feel it is best to examine each species on its own merits. Instead of using tests designed for humans, we should study how animals behave in their native habitats. Ideally, intelligence should be a measure of a creature's ability to survive in its own social system and environment.

(Source: *Science and Tech Sense*, Nan'un-do, 2018)

（注） dialects*　方言
wasps*　スズメ蜂

問1　下線部(1)〜(8)の語句の文中での意味として最も適切なものを、(A)〜(D)の中から一つ選びなさい。

(1) (A) surprisingly　(B) commonly　(C) specifically　(D) correctly

(2) (A) an insignificant　(B) an equal
(C) a long　(D) a remarkable

(3) (A) procedures　(B) resources　(C) topics　(D) results

(4) (A) way　(B) flash　(C) custom　(D) brightness

(5) (A) requirement　(B) accessory　(C) part　(D) division

(6) (A) whole　(B) huge　(C) perfect　(D) partial

(7) (A) comment　(B) explore　(C) ignore　(D) watch

(8) (A) invisible　(B) obvious　(C) vague　(D) possible

問2　(1)〜(4)の質問の答えとして最も適切なものを、(A)〜(D)の中から一つ選びなさい。

(1) According to paragraph 1, which of the following is true?
(A) Ranking animals by intelligence is popular these days.
(B) Insects have the same level of intelligence as land animals.
(C) Scientists sometimes follow chimpanzees to learn about intelligence.
(D) Animal intelligence was often measured against that of humans.

(2) According to paragraph 2, which of the following is true?
(A) Most intelligent animals have sharp vision.
(B) Animals may show intelligence through different senses.
(C) Chemicals can change the intelligence of some species.
(D) Dogs smell better when more scents are added.

(3) According to paragraph 3, which of the following is true?
(A) Dolphins use names with each other.
(B) Gorillas respond to whistling with sign language.
(C) Humans taught dolphins how to whistle in one study.
(D) Language is the most reliable sign of intelligence.

(4) According to paragraphs 4 and 5, which of the following is true?

(A) Scientists believe that insects, whales, and dogs are peculiar.

(B) Wasps have more advanced social behavior than bees.

(C) Insects respect their own accomplishments.

(D) Animals should not be evaluated by human standards.

Ⅱ 次の各文の空所に入る最も適切なものを、(A)〜(D)の中から一つ選びなさい。(26点)

1. My old smartphone's battery ________ only a few hours.
   (A) takes (B) continues (C) follows (D) lasts

2. ________ the bad situation, project managers haven't shown any leadership.
   (A) Needless of (B) Beyond (C) Despite (D) Careless of

3. I will ask him to ________ this 10,000 yen bill so we can buy a bottle of water at the vending machine.
   (A) charge (B) break (C) slice (D) cut

4. He is a naturally ________ singer.
   (A) gifted (B) provided (C) wanted (D) tried

5. We need to ________ all possibilities into account when making a final decision.
   (A) put (B) go (C) make (D) take

6. The timetable says the bus runs ________ half hour.
   (A) after (B) about (C) every (D) between

7. The government ________ the consumption tax to 10 percent last year.
   (A) established (B) raised (C) added (D) constructed

8. How ________ can we park our motorbike here for free?
   (A) long (B) much (C) many (D) far

9. I will have the washing machine ________ by next week.
   (A) repair (B) repairing (C) to repair (D) repaired

10. The application form has two sides, so ________ to fill in both.
   (A) examine (B) check (C) remember (D) recall

11. Love and money are two major reasons ______________ a murder in fiction.

(A) at (B) for (C) to (D) over

12. The governor will issue a ______________ within the next few days.

(A) statement (B) politician (C) selection (D) management

13. We will review your cost estimate ______________ and get back to you.

(A) insincerely (B) alternatively (C) thoroughly (D) apparently

Ⅲ 次の日本文の意味を表すように、下記の語句を空所に入れて英文を完成させるとき、（ 1 ）～（ 15 ）に入る語句の記号を答えなさい。ただし、文頭に置かれる語句もすべて小文字で表記されています。(15点)

1．私の家族は全員、一緒にボードゲームをする時に真剣になります。

Everyone in my family（ 1 ）（　　）（ 2 ）（　　）（　　）（ 3 ）（　　）.

(A) we　(B) together　(C) play　(D) when
(E) competitive　(F) board games　(G) gets

2．オンライン上に出ている間違った情報について、私たちは注意しなければなりません。

We（ 4 ）（　　）（　　）（　　）（ 5 ）（　　）（ 6 ）that appears online.

(A) about　(B) be　(C) have　(D) information
(E) false　(F) careful　(G) to

3．祖父の視力は前ほどよくありませんが、ユーモアのセンスは相変わらずです。

Grandpa's（　　）（ 7 ）（　　）（ 8 ），（　　）（ 9 ）（　　）still sharp.

(A) is not　(B) his sense of humor　(C) eyesight
(D) as good as　(E) but　(F) before　(G) is

4．キャンプ場でお化けを見た、と少年が言いましたが、誰も本気にしませんでした。

（ 10 ）（　　）（　　）（ 11 ）（　　）（ 12 ）（　　）he saw a ghost at the campsite.

(A) said　(B) a boy　(C) seriously　(D) took
(E) when　(F) it　(G) nobody

5．激しい嵐のため、その飛行機は定刻に離陸できませんでした。

The terrible storm（ 13 ）（　　）（　　）（ 14 ）（　　）（　　）（ 15 ）time.

(A) taking　(B) prevented　(C) flight　(D) off
(E) the　(F) from　(G) on

Ⅳ 会話を読み、問いに答えなさい。(12点)

問1 会話の空所に入る最も適切なものを、(A)〜(D)の中から一つ選びなさい。

1. Cathy: Would you like to go for a walk?
   Ken: Sure. Let's take the puppy with us.
   Cathy: OK. ________________
   Ken: Yes, but I think I'll take my umbrella, just in case.

   (A) Is it still raining?
   (B) Has it stopped raining?
   (C) Is rain forecast for this afternoon?
   (D) But it's pouring rain!

2. Hiro: I'd like to order a large supreme pizza, but could you substitute the onions with black olives?
   Clerk: Sure, but substitutions cost a dollar extra.
   Hiro: ________________
   Clerk: With the additional charge, that comes to $17.55.

   (A) Never mind.
   (B) Forget about it.
   (C) That's not a problem.
   (D) I've changed my mind.

問2　会話を読み、設問の答えとして最も適切なものを(A)〜(D)の中から一つ選びなさい。

1. Akira: Hey, Billy! Anthony is coming back to Osaka.
Billy: Anthony who?
Akira: Anthony Lee! Our classmate in the second grade in elementary school.
Billy: Ah, you mean Tony? Wasn't he a good runner?

According to the conversation, which of the following is true?

(A) Only one of the two speakers knows Anthony Lee.
(B) Akira and Billy went to different elementary schools.
(C) Neither Akira nor Billy have ever met Anthony Lee before.
(D) Billy and Tony spent some time together when they were younger.

2. Kumiko: It's so hot today. Let's drink something cold.
Chris: Really? I'm feeling cold. I need something hot.
Kumiko: Are you feeling OK? You don't look well. Maybe you've caught a cold.
Chris: You could be right. I might go back home after our next class.

According to the conversation, which of the following is true?

(A) Kumiko offers to buy Chris a cold drink.
(B) Kumiko thinks that Chris looks sick.
(C) Chris decides to go home straight away.
(D) Both Kumiko and Chris are feeling hot.

V 資料を読み、問いに答えなさい。(15点)

問1 次の注文画面と会話を参照し、設問の答えとして最も適切なものを、(A)〜(D)の中から一つ選びなさい。

Cynthia's Diner

Estimated delivery: 20 min.

Your order

1×Classic Burger	$4.99
2×Cheeseburger	$5.99
1×Avocado Burger	$6.99
Delivery Fee	$1.00
Total	$24.96

(SUE2020)

Tim: Sophie, I'm ordering some burgers from Cynthia's.

Sophie: Thanks. What are you getting?

Tim: One classic burger, two cheeseburgers, and one avocado burger.

Sophie: Can we get one more cheeseburger instead of the avocado burger?

Tim: Sure. I'll change the order.

Sophie: When will it be delivered?

Tim: It says it will be here within half an hour.

Sophie: That sounds great. I'm really hungry.

1. Which item on the order form will Tim need to delete?

(A) Avocado burger

(B) Cheeseburger

(C) Classic burger

(D) Delivery fee

2. Which of the following is true?

(A) Sophie does not like to use delivery services for food.

(B) Cheeseburgers at Cynthia's are less expensive than their classic burgers.

(C) Four burgers will be delivered to Tim and Sophie's place.

(D) It will take at least 40 minutes for the diner to prepare the burgers.

問2　次のグラフと手紙を参照し、設問の答えとして最も適切なものを、(A)〜(D)の中から一つ選びなさい。

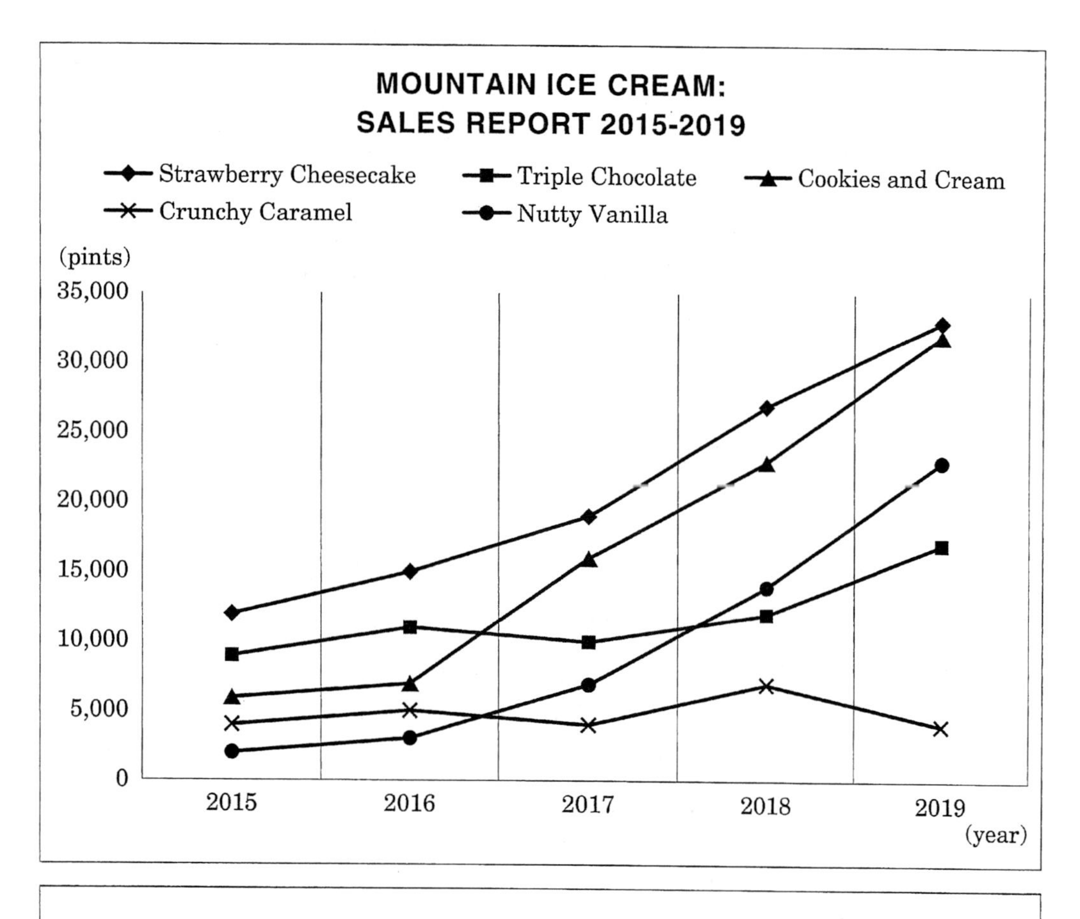

March 9, 2020

Dear shop staff,

Last year was our best year since our opening in 2015. Thanks to your efforts, we were able to sell more than 100,000 pints of ice cream. It was a notable year in that our second-best seller almost reached the sales of our all-time favorite flavor. However, there was one flavor that failed to reach the sales goal of 10,000 pints again. We have made a decision to discontinue it and replace it with a new flavor this July. If you have any flavor suggestions, please let the shop manager know.

Best regards,

Mountain Ice Cream Management Team

(SUE2020)

1. Which of the following is true about the sales from 2015 to 2019?
   (A) Triple Chocolate always sold better than Cookies and Cream.
   (B) Strawberry Cheesecake is the only flavor that sold more than 25,000 pints in 2019.
   (C) Crunchy Caramel was the least popular flavor in 2015 and 2016.
   (D) Nutty Vanilla sold better than Triple Chocolate for the first time in 2018.

2. Which flavor will have disappeared from the shop by 2021?
   (A) Triple Chocolate
   (B) Cookies and Cream
   (C) Crunchy Caramel
   (D) Nutty Vanilla

3. What should the staff do if they want to suggest a new flavor?
   (A) They should buy the best-selling flavor.
   (B) They should contact the manager of the store.
   (C) They should open a new ice cream shop.
   (D) They should note the sales trends in 2020.

数　学

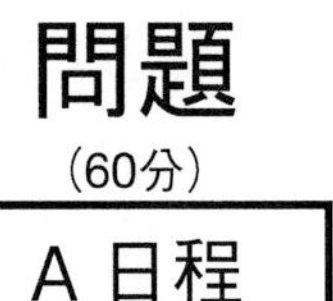

問題

（60分）

3年度

A日程

I　問1～問5の空欄 $\boxed{\text{(ア)}}$ ～ $\boxed{\text{(ニ)}}$ に当てはまる整数を0～9から1つ選び該当する解答欄にマークせよ。ただし，分数は既約分数で表せ。(80点)

問1．$a = \dfrac{3+\sqrt{5}}{2}$ のとき，$a + \dfrac{1}{a} = \boxed{\text{(ア)}}$，$a^3 + \dfrac{1}{a^3} = \boxed{\text{(イ)}}\boxed{\text{(ウ)}}$ である。

問2．$0 \leqq \theta < 2\pi$ において

$$\cos 2\theta + \sin\theta > 0,\quad \tan\theta < -\sqrt{3}$$

を同時に満たす θ の値の範囲は $\dfrac{\boxed{\text{(エ)}}}{\boxed{\text{(オ)}}}\pi < \theta < \dfrac{\boxed{\text{(カ)}}}{\boxed{\text{(キ)}}}\pi$ である。

問3．m，n を2以上の整数とする。$15m - 3mn + n = 135$ を満たす m，n を求めるため，この等式を

$$\left(\boxed{\text{(ク)}}\,m - 1\right)\left(\boxed{\text{(ケ)}} - n\right) = \boxed{\text{(コ)}}\boxed{\text{(サ)}}\boxed{\text{(シ)}}$$

と変形する。これより，$m = \boxed{\text{(ス)}}\boxed{\text{(セ)}}$，$n = \boxed{\text{(ソ)}}$ となる。

問4．1つのサイコロを3回投げて出た目の数の積を X とする。このとき，X が4の倍数となる確率は $\dfrac{\boxed{\text{(タ)}}}{\boxed{\text{(チ)}}}$ である。

問５．O を原点とする座標平面において，曲線 $y = 2x^3 - 3x$ を C とする。C 上の点（1，－1）における接線 ℓ の方程式は，$y =$ (ツ) $x -$ (テ) である。また，C と ℓ によって囲まれた図形の面積は $\dfrac{\text{(ト)(ナ)}}{\text{(ニ)}}$ である。

Ⅱ 問1～問3の空欄 (ア) ～ (サ) に当てはまる整数を0～9から1つ選び該当する解答欄にマークせよ。ただし，分数は既約分数で表せ。(20点)

中心O，半径1の円に内接する三角形ABCがあり，

$$2\overrightarrow{OA} + 4\overrightarrow{OB} + 5\overrightarrow{OC} = \overrightarrow{0}$$

を満たしているとき，以下の問に答えよ。

問1．直線COと辺ABの交点をDとする。このとき，

$$\overrightarrow{OD} = \frac{\text{(ア)}}{\text{(イ)}}\overrightarrow{OA} + \frac{\text{(ウ)}}{\text{(エ)}}\overrightarrow{OB}$$

である。

問2．$\dfrac{DB}{AD} = \dfrac{\text{(オ)}}{\text{(カ)}}$，$\dfrac{OD}{OC} = \dfrac{\text{(キ)}}{\text{(ク)}}$ である。

問3．$\overrightarrow{OA}$ と $\overrightarrow{OB}$ のなす角を θ とするとき，$\cos\theta = \dfrac{\text{(ケ)}}{\text{(コ)(サ)}}$ である。

化学

問題

3年度

（60分）

A日程

解答にあたって必要ならば，次の数値を用いよ。

原子量　H = 1.0，C = 12.0，N = 14.0，O = 16.0，Cl = 35.5，Ca = 40.0

気体定数　$R = 8.30 \times 10^3$ Pa・L/(K・mol)

I　次の文を読み，問1～5に答えよ。(28点)

イギリスのボイルは，「［ア］のとき，一定物質量の気体の［イ］は［ウ］に反比例する」というボイルの法則を発見した。また，フランスのシャルルは，「［エ］のとき，一定物質量の気体の［イ］は1℃の温度上昇で，0℃のときの［イ］の$\frac{1}{273}$だけ増加する」というシャルルの法則を発見した。これらの法則から，「一定物質量の気体の［イ］は，［ウ］に反比例し，［オ］に比例する」という関係を示したボイル・シャルルの法則が導かれた。この法則は，一定物質量の気体では［カ］の値が常に一定になることを表している。

気体分子は熱運動という粒子の不規則な運動を行い，温度が高くなると熱運動は激しくなる。<u>ある温度における気体分子の熱運動は，全て同じ速さで運動しているわけではなく，速く動く分子もあれば，遅く動く分子もある状態である。</u>

物質は，温度などの条件が変化することにより，固体，液体，気体の状態になる。固体から液体への状態変化のことを融解といい，融解が起こる温度を融点という。融点にて，固体1 molが融解するときに吸収される熱量を融解熱という。一方で，液体から固体への状態変化を凝固といい，凝固が起こる温度を凝固点という。一般に，［キ］の凝固点が［ク］の凝固点よりも低くなる現象を凝固点降下という。冬場の道路に路面の凍結防止剤として塩化カルシウムを撒くことは，凝固点降下の現象を利用した例の一つである。

問1　［ア］～［ク］に最も適するものをa～lからそれぞれ選んでマークせよ。

a．圧力p　　b．圧力一定　　c．温度一定　　d．純溶媒

e．絶対温度T　　f．体積V　　g．体積一定　　h．溶液

i．溶質　　j．$\frac{pT}{V}$　　k．$\frac{pV}{T}$　　l．$\frac{VT}{p}$

問2　温度27℃，圧力1.0×10^5 Paの条件において，ある気体の体積は6.0 Lである。同じ圧力を保った状態で，温度を327℃にすると，この気体の体積は［a］［b］Lになる。aおよびbに該当する数字をそれぞれマークせよ。

問3　下線部に関して，異なる温度 T_1，T_2（$T_1 > T_2$）における，ある気体分子の速さとその分子数の割合の関係を示したグラフとして最も適するものをa～dから選んでマークせよ。

a.
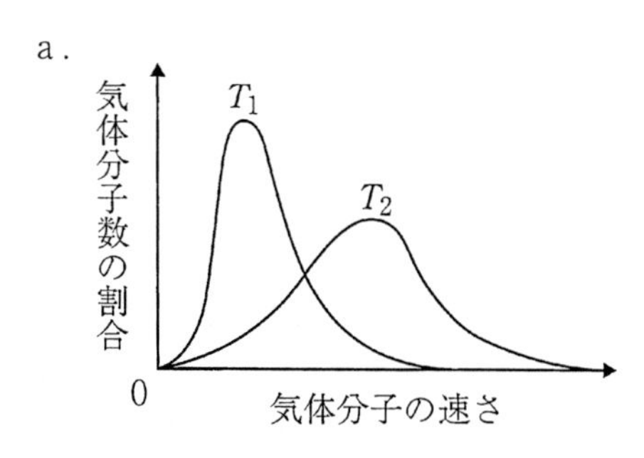

b.
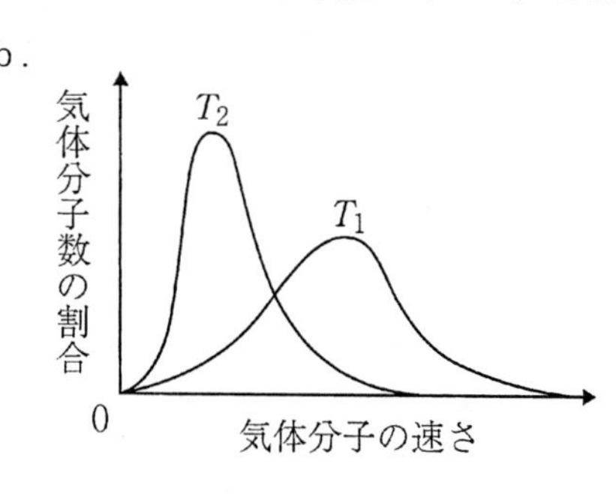

c.
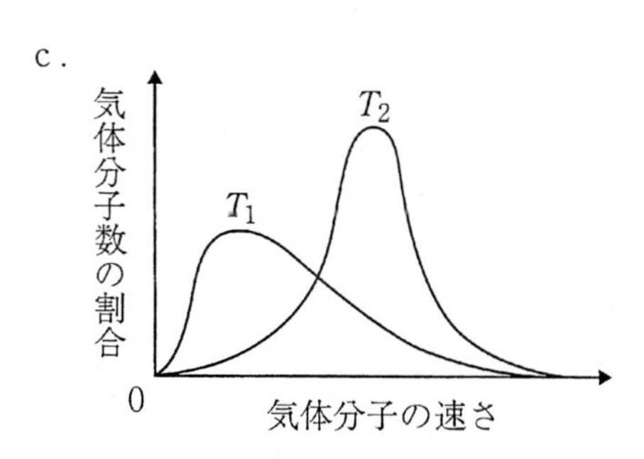

d.
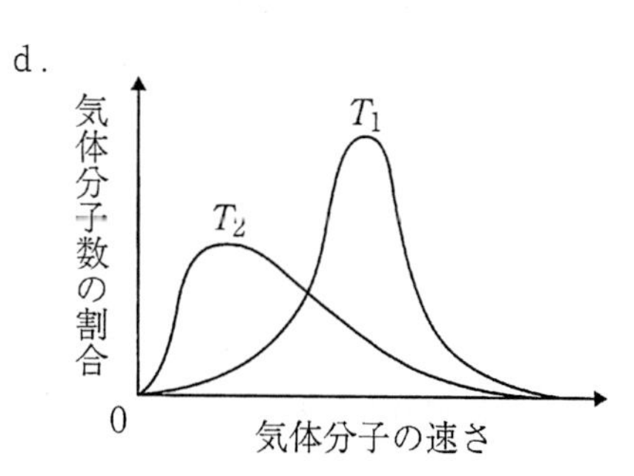

問4　80℃の水100gに0℃の氷90gを入れると，［a］.［b］℃になる。aおよびbに該当する数字をそれぞれマークせよ。なお，水の融解熱を6.0kJ/mol，水1gの温度を1K上げるのに必要な熱量（比熱）を4.2J/(g・K) とし，外部との熱の出入りはないものとする。

問5　塩化カルシウム（無水物）［a］.［b］［c］gを水200gに溶かした水溶液の凝固点は－0.555℃である。a～cに該当する数字をそれぞれマークせよ。ただし，水のモル凝固点降下は1.85K・kg/molであり，水溶液中で塩化カルシウムは完全に電離するものとする。

Ⅱ 次の文を読み，問１～６に答えよ。(26点)

８種類の金属イオン（Ag^{+}，Al^{3+}，Ca^{2+}，Cu^{2+}，Fe^{3+}，Mn^{2+}，Pb^{2+}，Zn^{2+}）のうち，いずれか１種類を含む硝酸塩の水溶液**A**～**H**がある。これらの水溶液を用いて，以下の実験を行った。

実験Ⅰ：**A**～**H**に希塩酸を加えると，**A**，**B**でそれぞれ白色の沈殿が生じたが，加熱すると，**A**の沈殿のみ溶解した。

実験Ⅱ：**A**～**H**に硫化水素を通じると，**A**，**B**，**C**でそれぞれ黒色の沈殿を生じた。また，**D**では，硫化水素が酸化されて硫黄が生じ，淡緑色溶液となった。

実験Ⅲ：**D**にヘキサシアニド鉄(Ⅱ)酸カリウム水溶液を加えると [X] の沈殿が生じた。

実験Ⅳ：**E**，**F**にアンモニア水をごく少量加えたのち，硫化水素を通じると，それぞれ白色，淡赤色の沈殿を生じた。

実験Ⅴ：**D**，**E**，**G**に少量のアンモニア水を加えたところ，いずれも沈殿が生じた。これらに過剰のアンモニア水を加えると，**E**の沈殿は溶解したが，**D**，**G**の沈殿は残った。さらに，水酸化ナトリウム水溶液を過剰に加えると，**G**の沈殿は溶解した。

実験Ⅵ：**H**にアンモニア水をごく少量加えたのち，二酸化炭素を通じると白色沈殿が生成したが，二酸化炭素を通し続けると沈殿は溶解した。

問１　**A**～**H**に含まれる金属イオンをａ～ｈからそれぞれ選んでマークせよ。

ａ．Ag^{+}　　ｂ．Al^{3+}　　ｃ．Ca^{2+}　　ｄ．Cu^{2+}

ｅ．Fe^{3+}　　ｆ．Mn^{2+}　　ｇ．Pb^{2+}　　ｈ．Zn^{2+}

問２　[X] に該当する色として最も適切なものをａ～ｅから選んでマークせよ。

ａ．黄色　　ｂ．褐色　　ｃ．黒色　　ｄ．濃青色　　ｅ．緑白色

問３　下線部において生成する錯イオンの形をａ～ｄから選んでマークせよ。

ａ．正四面体形　　ｂ．正八面体形　　ｃ．正方形　　ｄ．直線形

問4　同族元素のイオンである Ca^{2+} と Mg^{2+} の性質を比較したとき，Ca^{2+} のみに該当するものをａ～ｆから2つ選んでマークせよ。

ａ．炎色反応で元素に特有な色を示す。

ｂ．酸化物は水と反応して水酸化物になる。

ｃ．酸化物は酸と反応して塩を生成する。

ｄ．水酸化物の水溶液は強い塩基性を示す。

ｅ．炭酸塩は水に溶けにくい。

ｆ．硝酸塩は水に溶ける。

問5　Al^{3+} と同じ電子配置をもつ原子またはイオンをａ～ｅから選んでマークせよ。

ａ．Ar　　ｂ．Cl^-　　ｃ．F^-　　ｄ．K^+　　ｅ．Na

問6　Fe^{3+} は23個の電子をもっている。質量数56の鉄原子の原子核には［a］［b］個の中性子が含まれている。ａおよびｂに該当する数字をそれぞれマークせよ。

Ⅲ 次の文を読み，問1～8に答えよ。(24点)

湖沼の水や海水などの有機物による汚染の指標として，COD（化学的酸素要求量）が用いられる。CODとは，試料1L中に存在する有機物を酸化して分解するのに必要な酸化剤の質量を酸素の質量（mg）に換算して表したものである。そこで，ある試料水のCODを簡易的に測定するため，以下の操作を行った。

操作Ⅰ：ビーカーに試料水を100 mL入れ，硫酸酸性の5.00×10^{-3} mol/Lの過マンガン酸カリウム水溶液を10.0 mL加え，湯浴中で加熱して試料中の有機物を完全に酸化した。このとき，水溶液は赤紫色だった。

操作Ⅱ：操作Ⅰで得た水溶液に5.00×10^{-3} mol/Lのシュウ酸ナトリウム水溶液7.50 mLを加えると，過不足なく反応した。

問1　操作Ⅰで加えた過マンガン酸カリウムの物質量を $\boxed{a}.\boxed{b}\boxed{c} \times 10^{-\boxed{d}}$ molと表すとき，a～dに該当する数字をそれぞれマークせよ。

問2　操作Ⅰのイオン反応式は，下式のように表される。$\boxed{ア}$ ～ $\boxed{ウ}$ に該当する数字をそれぞれマークせよ。

$$MnO_4^- + \boxed{ア}\,H^+ + \boxed{イ}\,e^- \longrightarrow Mn^{2+} + \boxed{ウ}\,H_2O$$

問3　操作Ⅱのイオン反応式は，下式のように表される。$\boxed{エ}$ ～ $\boxed{カ}$ に該当する数字をそれぞれマークせよ。

$$\boxed{エ}\,MnO_4^- + 5\,C_2O_4^{2-} + 16\,H^+ \longrightarrow 2\,Mn^{2+} + \boxed{オ}\,CO_2 + \boxed{カ}\,H_2O$$

問4　操作Ⅱで加えたシュウ酸ナトリウムの物質量を $\boxed{a}.\boxed{b}\boxed{c} \times 10^{-\boxed{d}}$ molと表すとき，a～dに該当する数字をそれぞれマークせよ。

問5　シュウ酸ナトリウムと反応した過マンガン酸カリウムの物質量を $\boxed{a}.\boxed{b}\boxed{c} \times 10^{-\boxed{d}}$ molと表すとき，a～dに該当する数字をそれぞれマークせよ。

問6　有機物の酸化により消費された過マンガン酸カリウムの物質量を $\boxed{a}.\boxed{b}\boxed{c} \times 10^{-\boxed{d}}$ molと表すとき，a～dに該当する数字をそれぞれマークせよ。

問7　CODを計算するため，酸化に要した過マンガン酸カリウムの物質量を酸素の物質量に置き換えることを考える。酸素が酸化剤としてはたらく際のイオン反応式は，下式で表される。

$$O_2 + 4H^+ + 4e^- \longrightarrow 2H_2O$$

この試料水100 mLに含まれる有機物の酸化に必要な酸素の物質量を $\boxed{a}.\boxed{b}\boxed{c} \times 10^{-\boxed{d}}$ molと表すとき，a～dに該当する数字をそれぞれマークせよ。

問8　この試料水1.00 L中に存在する有機物の酸化に必要な酸素の質量（COD）を $\boxed{a}\boxed{b}.\boxed{c}$ mgと表すとき，a～cに該当する数字をそれぞれマークせよ。

IV 次の文を読み，問１～５に答えよ。(22点)

アミノ安息香酸エチルは，嘔吐や疼痛を抑える作用をもつ医薬品であり，図の方法によりトルエンから合成できる。ただし，図の ア ～ カ はベンゼン環上の置換基を示し，このうち ア，ウ および オ はトルエンのメチル基（$-CH_3$ 基）に由来する置換基である。

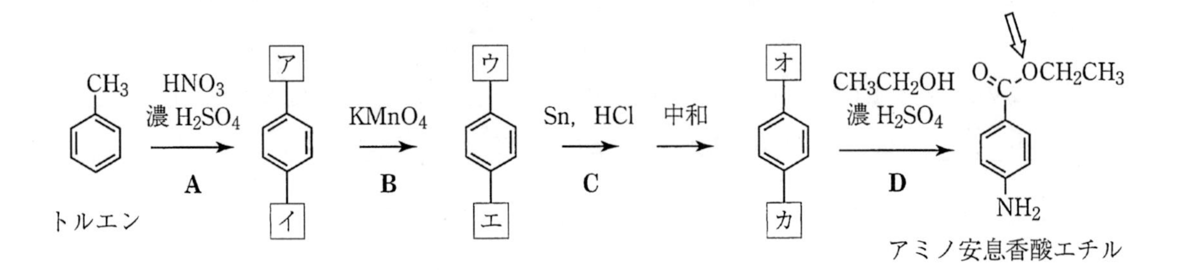

問１ ア ～ カ に該当する置換基として適切なものをａ～ｆからそれぞれ選んでマークせよ。ただし，必要があれば繰り返し選んでよい。

ａ．$-CH_3$　ｂ．$-NH_2$　ｃ．$-NO_2$　ｄ．$-COOCH_3$
ｅ．$-COOH$　ｆ．$-Cl$

問２ **A**～**D** に該当する反応名として最も適切なものをａ～ｈからそれぞれ選んでマークせよ。

ａ．エステル化　ｂ．加水分解　ｃ．還元　ｄ．酸化
ｅ．ジアゾ化　ｆ．スルホン化　ｇ．中和　ｈ．ニトロ化

問３ アミノ安息香酸エチル（分子量165）を3.30 g 合成するためには最低 ａ．ｂ ｃ gのトルエンが必要である。ａ～ｃに該当する数字をそれぞれマークせよ。ただし，すべての工程で反応は完全に進行するものとする。

問４ アミノ安息香酸エチルの矢印で示した酸素原子は，何に由来するか。ａ～ｃから選んでマークせよ。

ａ．置換基 オ　ｂ．CH_3CH_2OH　ｃ．H_2SO_4

問5　反応 **D** が以下のような平衡状態にあるとき，アミノ安息香酸エチルの生成量を増やすために適切な操作はどれか。a ～ c から選んでマークせよ。ただし，操作の前後で温度の変化はないものとする。

[オ]（ベンゼン環のパラ位に オ と カ）＋ CH_3CH_2OH $\underset{}{\overset{濃\ H_2SO_4}{\rightleftarrows}}$ （ベンゼン環のパラ位に $C(=O)OCH_2CH_3$ と NH_2）＋ H_2O

[カ]

a．濃 H_2SO_4 の量を減らす。

b．反応容器に水を加える。

c．反応容器から水を取り除く。

英語

解答 3年度

推薦

I

〔解答〕

問1 (1) B (2) D (3) A (4) A
(5) C (6) A (7) D (8) B

問2 (1) D (2) B (3) A (4) D

〔出題者が求めたポイント〕

問1(1) generally「一般的に」
(A) surprisingly「驚くほどに」 (B) commonly「一般に」 (C) specifically「特に」 (D) correctly「正しく」
(2) an impressive「驚くほど」
(A) an insignificant「取るに足りない」 (B) an equal「等しい」 (C) a long「長い」 (D) a remarkable「目を見張るほどの」
(3) methods「手法」
(A) procedures「やり方」 (B) resources「資源」 (C) topics「主題」 (D) results「結果」
(4) light「観点」
(A) way「観点」 (B) flash「閃光」 (C) custom「慣習」 (D) brightness「輝度」
(5) aspect「側面」
(A) requirement「要件」 (B) accessory「アクセサリー」 (C) part「部分」 (D) division「分割」
(6) entire「全部の」
(A) whole「全体の」 (B) huge「巨大な」 (C) perfect「完璧な」 (D) partial「部分的な」
(7) observe「観察する」
(A) comment「コメントする」 (B) explore「探検する」 (C) ignore「無視する」 (D) watch「観察する」
(8) clear「明らかな」
(A) invisible「目に見えない」 (B) obvious「明らかな」 (C) vague「曖昧な」 (D) possible「可能な」

問2 選択肢訳
(1)「第1段落によれば、次のどれが正しいか」
(A) 最近、知能で動物をランクづけするのが流行している。
(B) 昆虫は、陸上動物と同じレベルの知能を持っている。
(C) 科学者は時に、知能について学ぶためにチンパンジーを追う。
(D) 動物の知能はしばしば、人間の知能に照らして測定された。
(2)「第2段落によれば、次のどれが正しいか」
(A) たいていの知的動物は鋭い視力を持っている。
(B) 動物は異なる感覚を通して知能を示すことがある。
(C) 化学物質が、一部の種の知能を変えることがある。
(D) 犬は、より多くのにおいを付けた方がよい香りがする。
(3)「第3段落によれば、次のどれが正しいか」
(A) イルカはお互いに名前を使う。
(B) ゴリラは口笛にサイン言語で反応する。
(C) ある研究では、人間がイルカに口笛の吹き方を教えた。
(D) 言語は、知能の最も確かな徴候である。
(4)「第4段落と第5段落によれば、次のどれが正しいか」
(A) 科学者たちは、昆虫、クジラ、犬は特別だと信じている。
(B) スズメバチはミツバチより社会行動が進んでいる。
(C) 昆虫は自らの成し遂げたことを尊重している。
(D) 動物は人間の基準で評価されるべきではない。

〔全訳〕

あなたは今までに、犬や鳥が何を考えているのか考えたことがあるだろうか？ この問題については長い思索の歴史がある。最近まで動物の研究は、動物の知能を人間の知能と比較する傾向があった。人間は一般的に知能の尺度において最上位にあると見られ、チンパンジーやブタなどがそれに続く。新しい研究技術のおかげで、これらランキングの概念は支持を失いつつある。陸上動物、海洋生物、そして昆虫でさえも、感動的なほど多様な技能と脳機能を持っていることを、私たちは学びつつあるのだ。

自己認識は高度な知能を示す尺度のひとつだ。何十年もの間、動物が人間と同じように自分を認識しているかどうかを判断するために、「ミラーテスト」が用いられてきた。類人猿のように、成績の良いものもいた。しかし、視覚は感覚のひとつにすぎず、化学物質の検出能力や他の感覚を大きく発達させている種も多い。例えば2017年、犬が自分のにおいをどの程度知っているかを調べるために嗅覚テストが行われた。彼らのパフォーマンスは素晴らしく、いつ自分のにおいに別のにおいが加えられたかさえ分かった。この研究結果が示唆するのは、犬の自己認識に関しては、目よりも鼻の方が重要だということだ。

言語も高度なスキルだ。ゴリラにサイン言語を教えるなど、多くの研究が人間中心のものだった。新しい研究手法が、この言語能力の研究方法を変えつつある。例えば、イルカとクジラに関する最近の分析は、海洋哺乳類に新たな観点を与えた。イルカは口笛を使って話すだけでなく、それぞれのグループに固有の方言がある。さらに、個々のイルカに対して独自の呼び方を用いる。つまり、イルカには名前がついているのだ。このような言語の使用は、海洋哺乳類の複雑な社会システムの一面にすぎない。

社会的行動に関しては、昆虫が、その成し遂げていることでより多くの尊敬を得つつある。例えば、スズメバチは女王バチと働きバチの違いを知っている。さらに、彼らは個体だけでなくコロニー全体の利益のために情報とタスクを共有する。私たちはまた、ミツバチがお互いから学ぶことも知っている。若いミツバチは、知識の豊富なハチが食料源に飛んでいく様子を観察する。その行動は模倣され、食物はより効率的に収穫され、コロニーの資産は増加する。

クジラやイヌなどの動物と同様、昆虫の行動も人間とは明らかに異なる。科学者たちはそれぞれの種を独自に調べるのが最善だと考えている。人間のためにデザインされた試験を使うのではなく、動物がその生息地でどのように行動するかを研究すべきなのだ。理想的には、知能は生物が自らの社会システムと環境の中で生存する能力の尺度であるべきなのだ。

II

〔解答〕

1．D　2．C　3．B　4．A　5．D
6．C　7．B　8．A　9．D　10．C
11．B　12．A　13．C

〔出題者が求めたポイント〕

1．last が自動詞で、「持続する、持ちこたえる」という意味。
2．despite が、「～にもかかわらず」という意味の前置詞。
3．break には、「(お金を)くずす」という意味がある。
4．gifted「天賦の才能のある」。
5．take ～ into account「～を考慮に入れる」。
6．every half hour「30分ごとに」。
7．raise A to B「AをBまで上げる」。
8．how long「どれくらいの時間」。
9．have + O + Vp.p.「…を～してもらう」。
10．remember to V「忘れずに～する」。
11．reason for「～の理由」。
12．issue a statement「声明を出す」。
13．insincerely「不誠実に」。alternatively「その代わりに」。thoroughly「徹底的に」。apparently「明らかに」。

〔問題文訳〕

1．私の古いスマホのバッテリーは数時間しか持ちません。
2．悪い状況にもかかわらず、プロジェクトマネージャーはリーダーシップを示していない。
3．自動販売機で水を1本買えるように、この1万円札を彼にくずしてもらうことにします。
4．彼は生まれつき才能のある歌手だ。
5．最終的な決定をするときは、あらゆる可能性を考慮する必要がある。
6．時刻表にはバスは30分ごとに運行していると書いてあります。
7．政府は昨年、消費税を10%に引き上げた。
8．ここにはオートバイをどれくらい無料で停めておけますか？
9．洗濯機は来週までに修理してもらいます。
10．申込書には両面があるので、忘れず両面に記入してください。
11．小説における殺人の主な動機は愛と金だ。
12．知事は数日以内に声明を出すだろう。
13．費用見積りを徹底的に検討してご連絡いたします。

III

〔解答〕

1．(1) G　(2) D　(3) F
2．(4) C　(5) A　(6) D
3．(7) A　(8) F　(9) B
4．(10) G　(11) C　(12) B
5．(13) B　(14) F　(15) G

〔出題者が求めたポイント〕

正解の英文

1．Everyone in my family (gets competitive when we play board games together).
2．We (have to be careful about false information) that appears online.
3．Grandpa's (eyesight is not as good as before, but his sense of humor is) still sharp.
4．(Nobody took it seriously when a boy said) he saw a ghost at the campsite.
5．The terrible storm (prevented the flight from taking off on) time.

IV

〔解答〕

問1　1．B　2．C
問2　1．D　2．B

〔出題者が求めたポイント〕

問1　選択肢訳

1．(A) まだ雨は降ってる？
(B) 雨は止んだ？
(C) 今日の午後は雨の予報なの？
(D) でも土砂降りだ！

2．(A) 気にしないで。
(B) まあ、いいや。
(C) それは大丈夫。
(D) 気が変わりました。

問2　1．「この会話によると、次のどれが正しいか」
(A) 2人の話者のうち、アンソニー・リーを知っているのはひとりだけだ。
(B) アキラとビリーは別の小学校に通っていた。
(C) アキラもビリーも、今までにアンソニー・リーに会ったことがない。
(D) ビリーとトニーは若い頃一緒に過ごした。

2．「この会話によると、次のどれが正しいか」
(A) クミコがクリスに、冷たい飲み物を買ってあげると言っている。
(B) クミコはクリスの具合が悪いと思っている。

(C) クリスはすぐに家に帰ることにする。
(D) クミコはクリスも暑がっている。

〔全訳〕
問1
1. キャシー:散歩に行かない?
ケン: いいよ。子犬を連れて行こう。
キャシー:分かったわ。雨は止んだ?
ケン: うん、でも念のため傘を持っていくよ。
2. ヒロ:極上ピザのLサイズを注文したいのですが、玉ねぎの代わりにブラックオリーブにしてもらえますか?
店員:もちろんできますが、代わりの品は1ドル余計にかかります。
ヒロ:それは大丈夫。
店員:追加料金込みで17.55ドルになります。
問2
1. アキラ:やあ、ビリー! アンソニーが大阪に戻ってくるよ。
ビリー:アンソニーって?
アキラ:アンソニー・リーさ! 小学校2年生のときの同級生だよ。
ビリー:トニーのこと? 彼は走るのが上手だったよね。
2. クミコ:今日はとても暑いわね。何か冷たいものを飲みましょう。
クリス:本当? 寒気がするよ。何か温かいものが欲しい。
クミコ:大丈夫? 具合が悪そうね。風邪をひいたのかしら。
クリス:そうかもね。次の授業が終わったら家に帰ろうかな。

V

〔解答〕
問1 1. A 2. C
問2 1. D 2. C 3. B

〔出題者が求めたポイント〕
問1 1.「ティムが削除する必要があるのは注文フォームのどの項目か」
(A) アボガドバーガー
(B) チーズバーガー
(C) クラシックバーガー
(D) 配達料
2.「次のうち正しいのはどれか」
(A) ソフィーは、食べ物の配達サービスを使うのが好きではない。
(B) シンシアのチーズバーガーはクラシックハンバーガーよりも安い。
(C) 4つのハンバーガーがティムとソフィーの家に配達される。
(D) ハンバーガーの調理には、少なくとも40分はかかる。
問2 1.「2015年から2019年までの売り上げについて正しいものはどれか」
(A) トリプル・チョコレートは常にクッキー&クリームよりよく売れた。
(B) ストロベリー・チーズケーキは、2019年に25,000パイント以上売れた唯一のフレーバーだ。
(C) クランチー・カラメルは2015年と2016年に一番人気がなかった。
(D) ナッティ・バニラは、2018年に初めてトリプル・チョコレートを上回った。
2.「2021年までに店からなくなっているのはどのフレーバーか」
(A) トリプル・チョコレート
(B) クッキー&クリーム
(C) クランチー・カラメル
(D) ナッティ・バニラ
3.「新しいフレーバーを提案したい場合、スタッフはどうすればよいか」
(A) 彼らは一番売れているフレーバーを買うべきだ。
(B) 彼らは店の店長に連絡を取るべきだ。
(C) 彼らは新しいアイスクリーム店を開くべきだ。
(D) 彼らは2020年の販売動向に注目すべきだ。

〔全訳〕
問1
ティム: ソフィー、シンシアのハンバーガーを注文するよ。
ソフィー:ありがとう。あなたは何を買うつもりなの?
ティム: クラシックバーガー1つ、チーズバーガー2つ、アボカドバーガー1つ。
ソフィー:アボカドバーガーの代わりに、チーズバーガーをもう1つにしていい?
ティム: もちろん。注文を変更するよ。
ソフィー:いつ届くの?
ティム: 30分以内に着くって言ってるよ。
ソフィー:いいわね。私は腹ペコよ。
問2
2020年3月9日
お店のスタッフへ
昨年は、2015年の開店以来最高の年でした。みなさんの努力のおかげで、10万パイント以上のアイスクリームを販売することができました。私たちの第2位の売れ筋が、定番1位のフレーバーの売上にほぼ到達したという点で注目すべき年でした。しかし、1万パイントという販売目標を再度達成できなかったフレーバーがありました。今年の7月にこのフレーバーを廃止し、新たなフレーバーに変更することを決定しました。フレーバーに関する提案がありましたら、店長までお知らせください。

敬具
マウンテン・アイスクリーム
マネージメント・チーム

数　学

解答　　3年度

推　薦

I

〔解答〕

(ア)	(イ)	(ウ)	(エ)	(オ)	(カ)	(キ)	(ク)	(ケ)	(コ)
3	1	8	1	2	2	3	3	5	1

(サ)	(シ)	(ス)	(セ)	(ソ)	(タ)	(チ)	(ツ)	(テ)	(ト)	(ナ)	(ニ)
3	0	2	2	3	5	8	3	4	2	7	2

〔出題者が求めたポイント〕

問 1　無理数の計算

恒等式 $a^3+b^3=(a+b)^3-3ab(a+b)$ を使う。

問 2　三角関数の不等式

$\cos 2\theta$ は 2 倍角を使って $\sin\theta$ で表わす。

$\tan\theta$ の不等式はまちがえが多いので注意する。

問 3　整数(不定方程式)

$(am-1)(b-n)=c$ として

$abm-amn-b+n-c=0$ と

$15m-3mn+n-135=0$ を比べてもよい。

問 4　確率

積 X が 4 の倍数とならない確率を求めるとよい。

問 5　多項式の微分と積分

ℓ の方程式を得た後，C の方程式と連立して接点でない方の共有点を求める。面積は積分によるが，いわゆる $\dfrac{1}{12}$ の公式を利用するのもよい。

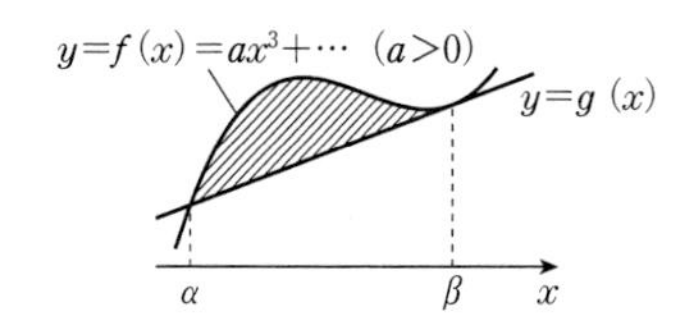

$$S=\frac{a}{12}(\beta-\alpha)^4$$

〔解答のプロセス〕

問 1　$a+\dfrac{1}{a}=\dfrac{3+\sqrt{5}}{2}+\dfrac{2}{3+\sqrt{5}}$

$$=\frac{3+\sqrt{5}}{2}+\frac{2(3-\sqrt{5})}{(3+\sqrt{5})(3-\sqrt{5})}$$

$$=\frac{3+\sqrt{5}}{2}+\frac{2(3-\sqrt{5})}{4}$$

$$=\frac{3+\sqrt{5}+3-\sqrt{5}}{2}=\boxed{3}$$

$$a^3+\frac{1}{a^3}=\left(a+\frac{1}{a}\right)^3-3\cdot a\cdot\frac{1}{a}\left(a+\frac{1}{a}\right)$$

$$=3^3-3\cdot1\cdot3=\boxed{18}$$

問 2　$\cos 2\theta+\sin 2\theta>0$　$(0\leqq\theta<2\pi)$ をみたす θ を求めると，

$$1-2\sin^2\theta+\sin\theta>0$$

$$2\sin^2\theta-\sin\theta-1<0$$

$$(\sin\theta-1)(2\sin\theta+1)<0$$

$$-\frac{1}{2}<\sin\theta<1$$

$$\therefore\quad 0\leqq\theta<\frac{\pi}{2},\ \frac{\pi}{2}<\theta<\frac{7}{6}\pi,$$

$$\frac{11}{6}\pi<\theta<2\pi\quad\cdots①$$

$\tan\theta<-\sqrt{3}$　$(0\leqq\theta<2\pi)$

を満たす θ を求めると，

$$\frac{\pi}{2}<\theta<\frac{2}{3}\pi,$$

$$\frac{3}{2}\pi<\theta<\frac{5}{3}\pi\quad\cdots②$$

①，②をともにみたす θ は

$\boxed{\dfrac{1}{2}}\pi<\theta<\boxed{\dfrac{2}{3}}\pi$ である。

問 3　$15m-3mn+n=135$ を変形する。

$3m(5-n)-(5-n)+5=135$

$\therefore$　$(\boxed{3}\,m-1)(\boxed{5}-n)=\boxed{130}$

$m\geqq2$ より　$3m-1\geqq5$

$n\geqq2$ より　$5-n\leqq3$

また，$3m-1$，$5-n$ は整数であるので

130 の約数から

$(3m-1,\ 5-n)=(130,\ 1)，(65,\ 2)$

$$\begin{cases}3m-1=130\\5-n=1\end{cases}$$

のとき

m は整数とならないので適さない。

$$\begin{cases}3m-1=65\\5-n=2\end{cases}$$

のとき

$m=\boxed{22}$，$n=\boxed{3}$

問 4　1 つのサイコロを 3 回投げるとき，目の出方は $6^3=216$ 通りが同様に確からしい。

このうち目の積が 4 の倍数とならないのは次の 2 つの場合がある。

(i)　3 回ともすべて奇数の目が出る。

(ii)　2 回奇数の目が出て，1 回が 2 か 6 が出る。

(i)は $3^3=27$ 通り。(ii)は $3^2\times2\times{}_3C_1=54$ 通り

したがって，X が 4 の倍数とならない確率は

$$\frac{27+54}{216}=\frac{3}{8}$$

であるので，X が 4 の倍数となる確率は，

$$1-\frac{3}{8}=\boxed{\frac{5}{8}}$$

問 5　$y=2x^3-3x=f(x)$ とすると，

$f'(x)=6x^2-3$

$f'(1)=3$

したがって，$(1,\ -1)$ における C の接線 ℓ の方程式は

$y-(-1)=3(x-1)$　　$\therefore$　$y=\boxed{3}\,x-\boxed{4}$

C と ℓ の共有点の座標は

$\begin{cases} y=2x^3-3x \\ y=3x-4 \end{cases}$ の実数解である。

x 座標は，

$2x^3-3x=3x-4$　より

$2x^3-6x+4=0$

$2(x-1)^2(x+2)=0$

$\therefore\ x=1,\ -2$

したがって，共有点のうち接点でない方の座標は $(-2,\ -10)$ である。

C と ℓ によって囲まれる図形は右図の斜線部分なので，この面積 S は，

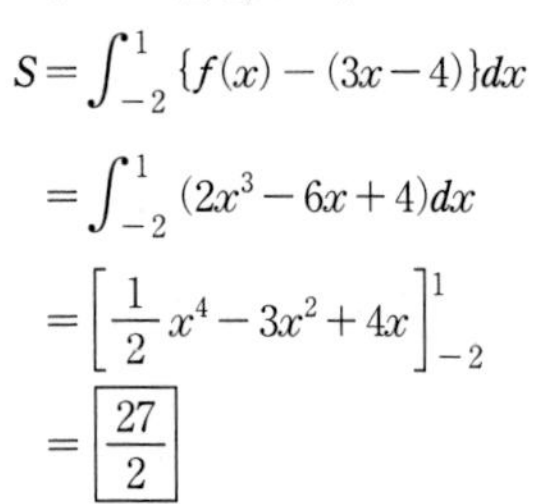

$$S=\int_{-2}^{1}\{f(x)-(3x-4)\}dx$$
$$=\int_{-2}^{1}(2x^3-6x+4)dx$$
$$=\left[\frac{1}{2}x^4-3x^2+4x\right]_{-2}^{1}$$
$$=\boxed{\frac{27}{2}}$$

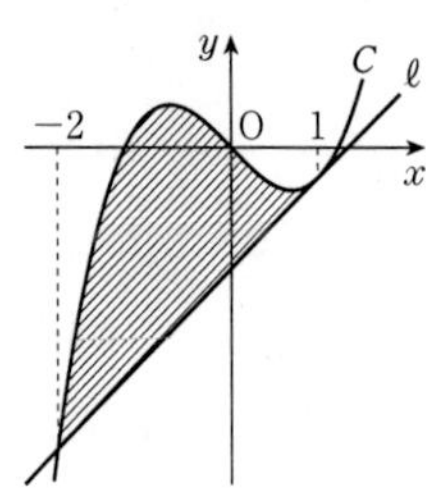

II

〔解答〕

(ア)	(イ)	(ウ)	(エ)	(オ)	(カ)	(キ)	(ク)	(ケ)	(コ)	(サ)
1	3	2	3	1	2	5	6	5	1	6

〔出題者が求めたポイント〕

平面ベクトル

問 1　D は CO と AB の交点であるから，$\overrightarrow{OD}$ を 2 通りに表して係数比較でもよい。

問 2　問 1 の経過から容易に分かる。

問 3　$2\overrightarrow{OA}+4\overrightarrow{OB}+5\overrightarrow{OC}=\vec{0}$ で $5\overrightarrow{OC}$ を移項して，絶対値をとって 2 乗すると，内積 $\overrightarrow{OA}\cdot\overrightarrow{OB}$ を得ることができる。

〔解答のプロセス〕

問 1　$2\overrightarrow{OA}+4\overrightarrow{OB}+5\overrightarrow{OC}=\vec{0}$　… ①

を変形して

$\dfrac{2\overrightarrow{OA}+4\overrightarrow{OB}}{6}=-\dfrac{5}{6}\overrightarrow{OC}$　とすると

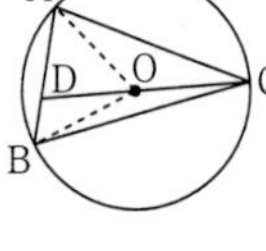

$-\dfrac{5}{6}\overrightarrow{OC}=\dfrac{1}{3}\overrightarrow{OA}+\dfrac{2}{3}\overrightarrow{OB}$　…②

一方，辺 AB 上に AD′ : D′B＝2 : 1 となる点 D′ をとると，$\overrightarrow{OD'}=\dfrac{1}{3}\overrightarrow{OA}+\dfrac{2}{3}\overrightarrow{OB}$　…③

②，③より　$-\dfrac{5}{6}\overrightarrow{OC}=\overrightarrow{OD'}$ であるから，点 D′ は直線 CO 上の点でもあるので，点 D に一致する。

したがって，$\overrightarrow{OD}=\boxed{\dfrac{1}{3}}\overrightarrow{OA}+\boxed{\dfrac{2}{3}}\overrightarrow{OB}$

問 2　問 1 より AD : DB＝2 : 1 であるから，

$\dfrac{DB}{AD}=\boxed{\dfrac{1}{2}}$，また　$-\dfrac{5}{6}\overrightarrow{OC}=\overrightarrow{OD}$ であるから

$\dfrac{OD}{OC}=\boxed{\dfrac{5}{6}}$

問 3　①を変形して　$2\overrightarrow{OA}+4\overrightarrow{OB}=-5\overrightarrow{OC}$ とし，絶対値をとって 2 乗すると

$|2\overrightarrow{OA}+4\overrightarrow{OB}|^2=|-5\overrightarrow{OC}|^2$

$4|\overrightarrow{OA}|^2+16\overrightarrow{OA}\cdot\overrightarrow{OB}+16|\overrightarrow{OB}|^2=25|\overrightarrow{OC}|^2$

円 O の半径は 1 なので　$|\overrightarrow{OA}|=|\overrightarrow{OB}|=1$ であるから，

$4+16\overrightarrow{OA}\cdot\overrightarrow{OB}+16=25$

$\therefore\ \overrightarrow{OA}\cdot\overrightarrow{OB}=\dfrac{5}{16}$

$\overrightarrow{OA}$ と $\overrightarrow{OB}$ のなす角が θ のとき

$\overrightarrow{OA}\cdot\overrightarrow{OB}=1\times1\times\cos\theta=\cos\theta$ であるから，

$\cos\theta=\boxed{\dfrac{5}{16}}$

化 学

解答 3年度

推 薦

I

〔解答〕

問1 ア c イ f ウ a エ b オ e カ k キ h ク d

問2 a 1 b 2 問3 b 問4 a 4 b 5

問5 a 2 b 2 c 2

〔出題者が求めたポイント〕

気体の法則，気体分子の熱運動，混合物の温度
水溶液の凝固点

〔解答のプロセス〕

問1 ボイルの法則：温度一定のとき，一定量の気体の体積 V は圧力 p に反比例する。$pV=p'V'$

シャルルの法則：圧力一定のとき，一定量の気体の体積 V は絶対温度 T に比例する。$\dfrac{V}{T}=\dfrac{V'}{T'}$

ボイル・シャルルの法則：一定量の気体の体積 V は圧力 p に反比例し絶対温度 T に比例する。

$$\frac{pV}{T}=\frac{p'V'}{T'}=\text{一定}$$

凝固点降下：不揮発性溶質を溶かした溶液の凝固点は純溶媒の凝固点より低く，凝固点降下度は溶質粒子の質量モル濃度に比例する。

問2 ボイル・シャルルの法則より，圧力一定のとき一定量の気体の体積 V は絶対温度 T に比例する。よって

$$\frac{V}{T}=\frac{6.0\,\text{L}}{(273+27)\,\text{K}}=\frac{x\,[\text{L}]}{(273+327)\,\text{K}}$$

$x=12\,[\text{L}]$

問3 温度が高くなると速さの大きい気体の数が増えるので，気体分子数の割合のグラフは右に移動するが，速さの割合の集中度は小さくなりグラフの山は低くなる→図 b が該当。

問4 0℃の氷 90 g が融けるとき吸収する熱量 q_1 は

$$6.0\,\text{kJ/mol}\times\frac{90\,\text{g}}{18.0\,\text{g/mol}}=30\,\text{kJ}=3.0\times10^4\,\text{J}$$

80℃の水 100 g が 0℃になるとき放出する熱量 q_2 は

$100\,\text{g}\times4.2\,\text{J/(g·K)}\times80\,\text{K}=3.36\times10^4\,\text{J}$

$q_1<q_2$ であるから，氷はすべて融けて x〔℃〕の水になる。このとき 吸収する熱量＝放出する熱量 より

$3.0\times10^4+90\times4.2\times x\,[\text{J}]=100\times4.2\times(80-x)\,[\text{J}]$

$798x=3600$ $x=4.51\fallingdotseq4.5$〔℃〕

問5 塩化カルシウム（式量 111.0）を x〔g〕とすると水 1 kg あたりでは $x\times\dfrac{1000}{200}$〔g〕で $\dfrac{5x}{111.0}$〔mol〕。

$CaCl_2$ は $Ca^{2+}+2Cl^-$ と電離するので，溶質粒子の質量モル濃度は $\dfrac{5x}{111.0}\times3\,\text{mol/kg}$

よって凝固点降下の式 $\Delta t=K_f m$ より

$$0.555\,\text{K}=1.85\,\text{K·kg/mol}\times\frac{5x}{111.0}\times3\,\text{mol/kg}$$

$x=2.22$〔g〕

II

〔解答〕

問1 A：g，B：a，C：d，D：e，E：h，F：f
G：b，H：c

問2 d 問3 a 問4 a, d 問5 c

問6 a 3 b 0

〔出題者が求めたポイント〕

金属イオンの推定と性質

〔解答のプロセス〕

問1, 2 実験Ⅰ 塩酸で白色沈殿が生じるのは Ag^+ と Pb^{2+}。$PbCl_2$ は熱水に溶けるが $AgCl$ は溶けないので A は Pb^{2+}，B は Ag^+ を含むとわかる。

実験Ⅱ 硫化物が黒色なのは PbS，Ag_2S，CuS なので C は Cu^{2+} を含むとわかる。また酸化作用があり H_2S から S を遊離させるのは Fe^{3+}。

$2Fe^{3+}$（黄褐色）$+H_2S$
$\longrightarrow 2Fe^{2+}$（淡緑色）$+2H^++S$

よって D は Fe^{3+} を含むとわかる。

実験Ⅲ Fe^{3+} はヘキサシアニド鉄（Ⅱ）酸カリウム $K_4[Fe(CN)_6]$ により紺青の濃青色沈殿をつくる。

実験Ⅳ 塩基性水溶液から硫化物が沈殿するのは Fe^{2+} 以外に Mn^{2+} と Zn^{2+}。MnS は淡赤色，ZnS は白色なので E は Zn^{2+}，F は Mn^{2+} を含むとわかる。

実験Ⅴ 少量のアンモニア水で生じる沈殿は水酸化物。

D $\longrightarrow Fe(OH)_3$ E $\longrightarrow Zn(OH)_2$

G は残る Al^{3+}，Ca^{2+} のうち $Al^{3+}\longrightarrow Al(OH)_3$。
Ca^{2+} の水酸化物は沈殿しない。よって G は Al^{3+}，H は Ca^{2+} を含むとわかる。

E の沈殿の $Zn(OH)_2$ は過剰の NH_3 水には錯イオンをつくって溶け，G の沈殿の $Al(OH)_3$ は両性水酸化物なので過剰の NaOH に溶ける。

$Al(OH)_3+OH^-\longrightarrow[Al(OH)_4]^-$
テトラヒドロキシドアルミン酸イオン

実験Ⅵ Ca^{2+} は CO_3^{2-} と沈殿をつくる。

$Ca^{2+}+CO_3^{2-}\longrightarrow CaCO_3$（白）

$CaCO_3$ は過剰の CO_2 に溶ける。

$CaCO_3+H_2O+CO_2\longrightarrow Ca(HCO_3)_2$

問3 $Zn(OH)_2+4NH_3\longrightarrow[Zn(NH_3)_4]^{2+}+2OH^-$
テトラアンミン亜鉛（Ⅱ）イオン

4配位の錯イオンは一般に正四面体形である（Cu^{2+} の錯イオンは正方形）。

問4 a. Ca^{2+} は炎色反応（橙赤色）を示すが Mg^{2+} は示さない。

b, c. どちらも塩基性酸化物で該当する。

d. $Ca(OH)_2$ は強塩基，$Mg(OH)_2$ は弱塩基である。

e, f. どちらも該当する。

問5 Al^{3+} の電子配置は K 殻 2 個，L 殻 8 個で Ne 原子と同じで，O^{2-}，F^-，Na^+，Mg^{2+} とも同じである。Cl^- と K^+ は Ar 原子と同じ電子配置で K 殻 2 個，L 殻

8個，M殻8個である。

問6　Fe原子の電子は　23＋3＝26個　なので陽子の数も26。よって

中性子数＝質量数－陽子数＝56－26＝30

Ⅲ

〔解答〕

問1 ⓐ5　ⓑ0　ⓒ0　ⓓ5

問2 ア8　イ5　ウ4　　問3 エ2　オ10　カ8

問4 ⓐ3　ⓑ7　ⓒ5　ⓓ5

問5 ⓐ1　ⓑ5　ⓒ0　ⓓ5

問6 ⓐ3　ⓑ5　ⓒ0　ⓓ5

問7 ⓐ4　ⓑ3　ⓒ8　ⓓ5

問8 ⓐ1　ⓑ4　ⓒ0

〔出題者が求めたポイント〕

COD（化学的酸素要求量）

〔解答のプロセス〕

問1　溶質の物質量＝モル濃度×溶液の体積(L)

$$=5.00\times10^{-3}\,\text{mol/L}\times\frac{10.0}{1000}\,\text{L}=5.00\times10^{-5}\,\text{mol}$$

問2　Oの数よりウ＝4，Hの数よりア＝8，両辺の電荷よりイ＝5である。

なおMnの酸化数がMnO_4^-の＋7からMn^{2+}の＋2に5減少しているからe^-の数イ＝5である。

問3　Mnの数よりエ＝2，Cの数よりオ＝10，Oの数（Hの数）よりカ＝8である。

問4　$5.00\times10^{-3}\,\text{mol/L}\times\frac{7.50}{1000}\,\text{L}=3.75\times10^{-5}\,\text{mol}$

問5　問3の式より$Na_2C_2O_4$ 5mol と反応する$KMnO_4$は2molとわかるから

$$3.75\times10^{-5}\,\text{mol}\times\frac{2}{5}=1.50\times10^{-5}\,\text{mol}$$

問6　問1と問5より

$$5.00\times10^{-5}\,\text{mol}-1.50\times10^{-5}\,\text{mol}=3.50\times10^{-5}\,\text{mol}$$

問7　問2の式と問7の式より，$KMnO_4$ 1molと同じ物質量のe^-(5mol)を受け取るO_2は5/4molとわかるから　$3.50\times10^{-5}\,\text{mol}\times\frac{5}{4}=4.375\times10^{-5}$

$$\fallingdotseq4.38\times10^{-5}\,\text{mol}$$

問8　試料水1.00Lあたりの酸素必要量は問7の10倍であるから

$$32.0\times10^{3}\,\text{mg/mol}\times4.375\times10^{-5}\times10\,\text{mol}=14.0\,\text{mg}$$

Ⅳ

〔解答〕

問1 アa　イc　ウe　エc　オe　カb

問2 A h　B d　C c　D a

問3　ⓐ1　ⓑ8　ⓒ4

問4 b　　問5 c

〔出題者が求めたポイント〕

アミノ安息香酸エチルの合成

〔解答のプロセス〕

問1, 2　反応A　濃H_2SO_4は触媒でHNO_3が反応してベンゼン環にニトロ基イを導入する（ニトロ化A）。

$C_6H_5CH_3$ ＋ HNO_3 ⟶ $CH_3C_6H_4NO_2$ ＋ H_2O

p−ニトロトルエン

反応B　$KMnO_4$は酸化剤で，側鎖の$-CH_3$アを酸化Bして$-COOH$ウにする。

$CH_3C_6H_4NO_2$ ＋ 3(O) ⟶ $HOOCC_6H_4NO_2$ ＋ H_2O

p−ニトロ安息香酸

反応C　Sn＋HClで発生する水素で$-NO_2$を還元Cして$-NH_2$カにするが，HClにより先ず$-NH_3Cl$になるので中和する。

$HOOCC_6H_4NO_2$ ＋ 6(H) ⟶ $HOOCC_6H_4NH_2$ ＋ $2H_2O$

p−アミノ安息香酸

反応D　濃硫酸の触媒でカルボン酸にエタノールを作用するとエステル化Dが起こり，$-COOH$オが$-COOCH_2CH_3$になり，p−アミノ安息香酸エチルが得られる。

問3　トルエン（分子量92.0）1molからアミノ安息香酸エチル（分子量165）1molが得られるから

$$\frac{x\,\text{[g]}}{92.0\,\text{g/mol}}=\frac{3.30\,\text{g}}{165\,\text{g/mol}}\qquad x=1.84\,\text{[g]}$$

問4　エステル化ではカルボキシ基の$-OH$とアルコールの$-H$からH_2Oが生じるので，設問のO原子はエタノール由来のものである。

$$RCOOH\ \ HOR' \longrightarrow RCOOR'+H_2O$$

問5　(a)誤り　触媒は平衡を移動させない。

(b)誤り　水の減少方向の左に平衡が移動しエステルは減少する。

(c)正　水が生じる方向の右に平衡が移動しエステルは増える。

令和2年度

問　題　と　解　答

英語

問題

2年度

（60分）

A日程

I　次の英文を読み、設問に答えなさい。（32点）

1　The cobra is known around the world as an extremely $_{(1)}$fierce and venomous* snake. It aggressively attacks anyone it considers its enemy. In South Asia, thousands of people die from snakebites every year, and cobras are $_{(2)}$involved in more than 30 percent of those life-ending snakebites.

2　Whenever a cobra $_{(3)}$senses a nearby threat, it spreads its neck to make a hood. Then it targets and shoots its venom* at the threat using its fangs*. Because of this danger, people tend to stay away from areas where cobras live, and in most places try to kill cobras whenever they find them. The snakes, too, prefer to avoid places $_{(4)}$inhabited by humans.

3　However, in a group of three villages in the eastern Indian state of West Bengal, cobras are a big part of the villagers' everyday lives — and yet they are anything but deadly. Covering an area of 4-5 square kilometers, the villages in the Bardhaman district are home to at least 6,000 cobras. The villagers and the cobras do not fear each other. In fact, $_{(5)}$nearly two out of every three of the Bardhaman cobras live inside the rooms or yards of the villagers.

4　Except during winter when the snakes go underground to sleep, at least every second house in the three Bardhaman villages has a cobra lying quietly beneath the bed or in the kitchen. The snake is like a pet cat or dog, largely uninterested in the people around it. At night, some of the Bardhaman cobras even have a habit (6) of sliding up and onto the beds of villagers. Such a situation does not worry (7) the villagers at all. To them, the snakes are not cobras at all but Jhankeswaree — the living incarnation* of a snake goddess.

5 Around 50 people get bitten by the Bardhaman cobras every year, but miraculously, none in the past 20 years has died from a bite or needed medical treatment (8). When people do get bitten, they are taken to the chief priest of the local Jhankeswaree temple. There, the priest applies some mud from the temple pond to the wound and sings some special songs in praise of the snake goddess. The villagers believe that this process kills the venom immediately.

(Source: *Reading Trek!*, Kinseido, 2019)

（注） venomous* 有毒な

venom* 毒

fang* 毒牙

incarnation* 化身

問1 下線部(1)～(8)の文中での意味として最も適切なものを、(A)～(D)の中から一つ選びなさい。

	(A)	(B)	(C)	(D)
(1)	dependent	sensitive	violent	poisonous
(2)	connected to	represented by	calculated by	restricted to
(3)	inspects	measures	follows	feels
(4)	occupied	vacated	built	observed
(5)	over	exactly	almost	closely
(6)	system	routine	policy	design
(7)	enrage	bother	sadden	depress
(8)	experiment	observation	training	care

問2　(1)〜(4)の質問の答えとして最も適切なものを、(A)〜(D)の中から一つ選びなさい。

(1) According to paragraphs 1 and 2, which of the following is true?

(A) Cobras and humans don't often live in the same places.

(B) Cobras are the leading cause of death in South Asia.

(C) Cobras kill more people than any other type of snake.

(D) Cobras are threatened by people wearing hoods.

(2) According to paragraph 3, which of the following is true?

(A) Four to five square kilometers of the village are covered in snakes.

(B) Most of the snakes live outside of villagers' homes.

(C) Living with cobras is normal for some people.

(D) The cobras in Bardhaman are exceptionally dangerous.

(3) According to paragraph 4, which of the following is true?

(A) Snakes like cats and dogs better than humans.

(B) Cobras tend to be inactive when it is cold.

(C) Religion and cobras are unrelated in Bardhaman.

(D) To avoid cobras in Bardhaman, it is best to sit on furniture.

(4) According to paragraph 5, which of the following is true?

(A) Villagers have strong faith in their religious practices.

(B) Snakebites take 50 lives every year in Bardhaman.

(C) The chief priest in Bardhaman is a licensed medical doctor.

(D) Miracles happened more than 20 years ago in Bardhaman.

Ⅱ 次の各文の空所に入る最も適切なものを、(A)～(D)の中から一つ選びなさい。(24点)

1．I asked him to let me ＿＿＿＿＿＿ when he made up his mind what to do.
(A) to know　(B) know　(C) knowing　(D) knew

2．Everyone has to ＿＿＿＿＿＿ a three-page form in order to have their licenses renewed.
(A) fill out　(B) read about　(C) write about　(D) think out

3．You must try your hardest if you want to ＿＿＿＿＿＿ the family business.
(A) achieve　(B) perform　(C) accomplish　(D) succeed

4．I wonder what prevented Sally ＿＿＿＿＿＿ attending this program.
(A) against　(B) to　(C) from　(D) with

5．After reading her letter, I came to the ＿＿＿＿＿＿ that she was really a very kind person.
(A) conclusion　(B) result　(C) suggestion　(D) destination

6．I failed the final exam for the course. I wish I ＿＿＿＿＿＿ harder.
(A) would studied　(B) studied　(C) have studied　(D) had studied

7．Not all people who ＿＿＿＿＿＿ law become lawyers.
(A) take in　(B) master for　(C) major in　(D) study for

8．Your help is ＿＿＿＿＿＿ to the success of this project.
(A) vital　(B) counting　(C) complete　(D) appropriate

9．It's very interesting to watch them ＿＿＿＿＿＿ a new building.
(A) to construct　(B) constructs　(C) constructing　(D) constructed

10．It is hard for anyone to ＿＿＿＿＿＿ to a new environment.
(A) get use　(B) make use　(C) make used　(D) get used

11. The saying ______________: "Heaven helps those who help themselves."

    (A) tells (B) goes (C) speaks (D) spreads

12. Nowadays, pilots need to obey a ______________ law against drinking alcohol.

    (A) hard (B) big (C) wicked (D) strict

Ⅲ 次の日本文の意味を表すように下記の語句を並べかえて英文を完成させるとき、（ 1 ）～（ 15 ）に入る語句の記号を答えなさい。ただし、文頭に置かれる語句もすべて小文字で表記されています。（15点）

1．他の条件が同じであれば、より簡単な手法の方が望ましい。

All（ 1 ）（ ）（ ）（ 2 ），（ ）（ ）（ 3 ）better.

(A) other　(B) simpler　(C) being　(D) equal
(E) methods　(F) things　(G) are

2．みんな彼の説を信じていたが、それが間違いであることが分かった。

Everyone believed his theory, but（ 4 ）（ ）（ ）（ 5 ）（ ）（ ）（ 6 ）.

(A) out　(B) to　(C) it　(D) wrong
(E) turned　(F) has　(G) be

3．正直言って、自分の面倒を見るだけで精いっぱいだ。

To be honest, I（ 7 ）（ ）（ ）（ 8 ）（ ）（ ）（ 9 ）myself.

(A) of　(B) to do　(C) enough　(D) take
(E) care　(F) to　(G) have

4．その映画が大ヒットすることをみんなが期待していた。

（ 10 ）（ ）（ ）（ 11 ）（ ）（ 12 ）（ ）.

(A) the movie　(B) a　(C) hit　(D) expected
(E) to be　(F) everyone　(G) big

5．二度とそのようなことが起こらないようにします。

（ 13 ）（ ）I（ ）（ 14 ）（ ）（ ）（ 15 ）.

(A) I　(B) again　(C) happen　(D) let
(E) promise　(F) it　(G) won't

IV 会話を読み、設問に答えなさい。(14点)

問1 次の会話の空所に最も適切なものを、(A)〜(D)の中から一つ選びなさい。

1. Chie: Did you go out with Takeshi last night?
   Judy: Yeah, we just went to see a movie, though.
   Chie: Do you really like him? Are you going to go on a date again?
   Judy: ____________________

   (A) Sure! He's a great person.
   (B) I shouldn't have let her go.
   (C) That's why I told you.
   (D) Mind the gap.

2. [at a restaurant]
   Henry: Well, it's time to go home.
   Jane: Oh, look at the time. How much do I owe you?
   Henry: ____________________
   Jane: Thanks. I'll treat you next time.

   (A) Let me pay you later.
   (B) We should split the bill.
   (C) Don't get me wrong.
   (D) It's on me.

問2　会話の内容をもとに、最も適切なものを(A)〜(D)の中から一つ選びなさい。

1. Tourist: Excuse me. I'm looking for a good souvenir.
   Clerk: What sort of gift do you have in mind?
   Tourist: Something small and easy to carry.
   Clerk: I see. How about these silver coins?

According to the conversation, which of the following is true?

(A) The tourist is looking for a souvenir he can eat.
(B) The clerk cannot provide a suitable souvenir.
(C) The clerk's suggestion matches the tourist's request.
(D) There is a big sale on souvenirs at the shop.

2. Vivienne: I heard you started working at McDenny's.
   Ken: Yeah, just a few hours a week for now.
   Vivienne: How do you like it so far?
   Ken: It seems OK, I guess. Everyone is pretty friendly.

According to the conversation, which of the following is true?

(A) Ken and Vivienne both work at the same place.
(B) Ken got a new part-time job recently.
(C) Ken got fired from his job.
(D) Ken works full time at McDenny's.

V　資料を読み、設問に答えなさい。（15点）

問1　次の広告を読み、最も適切なものを(A)〜(D)の中から一つ選びなさい。

PICK YOUR OWN PEACHES

Fredericksberg Orchards has the most delicious peaches in Central Texas. Come during harvest season and you can pick your own peaches — right off the tree! You know they're fresh when you pick them yourself. Pay by the basket or by the pound.

Prices: $30 per large basket (approximately 30 pounds),
$10 per small basket (approximately 8 pounds),
$1.80 per pound for smaller amounts.

Hours: 8 a.m. to 3 p.m. Monday to Thursday,
8 a.m. to 7 p.m. Friday and Saturday,
9 a.m. to 1 p.m. Sunday.

Note that we are only open for pick-your-own-peaches during the peach harvest season, which runs from late May to early August. You should try to come in the morning if you want the best peaches. If you'd like to bring your family later on a weekday afternoon or in the early evening, please call us at (512) 306-1836 to reserve a time.

(Source: *TOEIC® Listening and Reading Test 550*, Eihosha, 2018)

1. What should you do if you want to pick peaches with your family on a Sunday in April?

(A) You should give up your plan or go somewhere else.

(B) You should visit the orchard in the morning.

(C) You should call the staff to make a special request.

(D) You should pay by the basket, not by the pound.

2. According to the ad, which of the following is true?

(A) You can grow your own peach tree and harvest the peaches.

(B) You can enjoy picking your own peaches in the evening on Sundays.

(C) You should come in the afternoon if you want the best peaches.

(D) You can pay by the basket if you want a lot of peaches.

問2　グラフをもとに、最も適切なものを(A)〜(D)の中から一つ選びなさい。

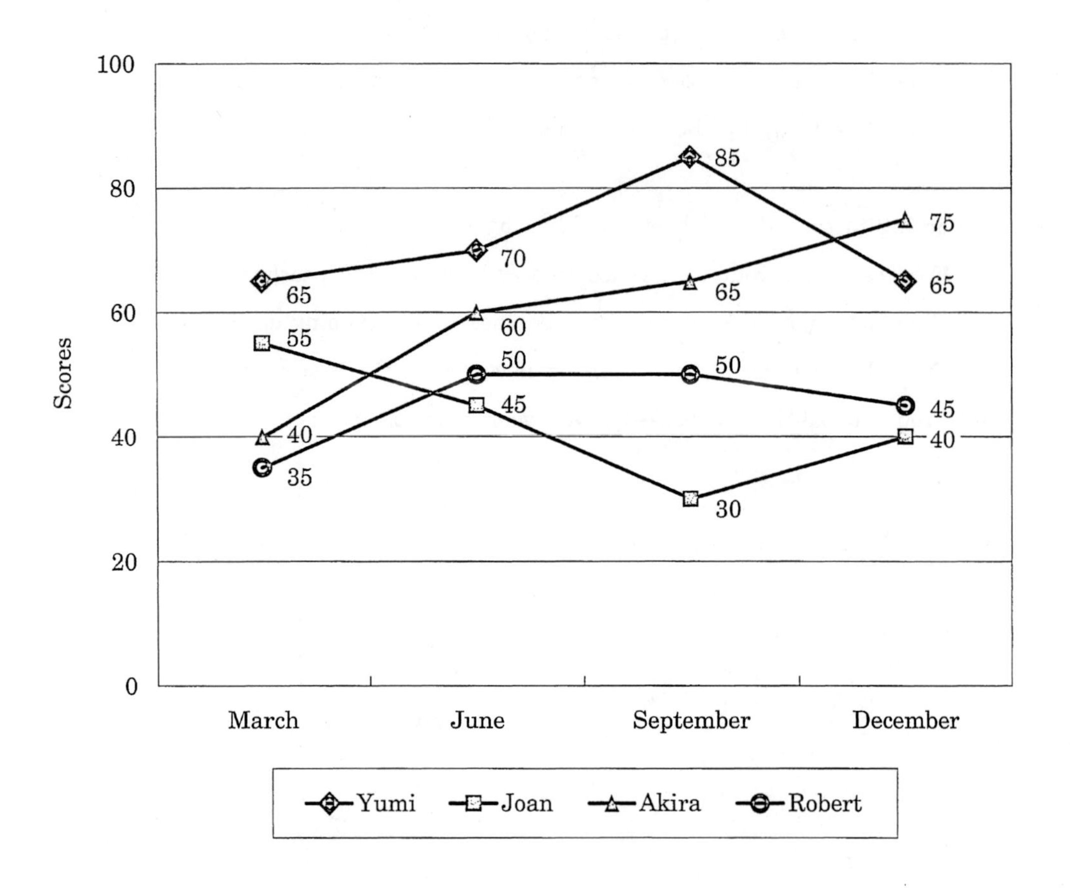

(作成: SUE2019)

(1) Which of the following correctly describes what this graph indicates?

(A) The test scores of four students over two years.

(B) The average marks for the four students in 2018.

(C) The quarterly results of four students' test scores in 2018.

(D) Which month's test is the most likely to be well-attended in 2018.

(2) Whose test scores improved the most over the whole period?

(A) Yumi's.

(B) Joan's.

(C) Akira's.

(D) Robert's.

(3) According to this graph, which of the following is true?

(A) The difference between Yumi's best and worst scores is greater than the difference between those of Akira.

(B) Joan's test scores continued to fall during the entire period.

(C) Yumi had the best score on each of the tests in 2018.

(D) Robert's worst score is higher than Joan's.

数 学

問題

2年度

（60分）

A日程

I 次の問1～問5の空欄 (ア) ～ (ソ) に当てはまる整数を0～9から1つ選び，該当する解答欄にマークせよ。ただし，分数は既約分数で表せ。(75点)

問1．a を正の実数とする。2つの集合 $A=\{x\mid |x|<a,\ x$ は実数$\}$，
$B=\{x\mid |x-1|\geqq 2,\ x$ は実数$\}$ について，$A\cap B=\phi$（空集合）となるとき，
(ア) $<a\leqq$ (イ) である。また，$A\cup\overline{B}=A$ となるとき，$a\geqq$ (ウ) である。

問2．整式 $P(x)$ を x^2-2x+3 で割ると余りは $2x-5$，$x+1$ で割ると余りは11である。
このとき，$P(x)$ を $(x^2-2x+3)(x+1)$ で割った余りは
(エ) x^2- (オ) $x+$ (カ) である。

問3．a は $0<a<1$ を満たす定数とする。$0\leqq x\leqq 2\pi$ の範囲で，$\cos(\pi\sin x)=a$ を満たす x は (キ) 個ある。

問4．x，y を実数とする。$3^x=5^y=a$，$\dfrac{1}{x}+\dfrac{1}{y}=\dfrac{1}{2}$ を満たす定数 a の値は
(ク)(ケ)(コ) である。

問5．x を実数とし，$f(x)=-2x^2-4x+8$，$g(x)=x^2+1+|x^2-1|$ とする。2つのグラフ $y=f(x)$，$y=g(x)$ の交点の x 座標は，$x=-$ (サ)，(シ) である。また，この2つのグラフで囲まれた部分の面積は $\dfrac{\text{(ス)(セ)}}{\text{(ソ)}}$ である。

II 次の問1～問3の空欄 [(ア)] ～ [(コ)] に当てはまる整数を0～9から1つ選び，該当する解答欄にマークせよ。(25点)

$\frac{5}{37}$ を小数で表したときの小数第 n 位の数を a_n（$n=1,\ 2,\ 3,\ \cdots$）とする。

問1．$a_1=$ [(ア)]，$a_2=$ [(イ)]，$a_3=$ [(ウ)]，$a_4=$ [(エ)] である。

問2．$\sum_{k=1}^{30} a_k=$ [(オ)(カ)] である。

問3．$\sum_{k=1}^{30} ka_k=$ [(キ)(ク)(ケ)(コ)] である。

化学

問題

2年度

（60分）

A日程

解答にあたって必要ならば，次の数値を用いよ。

原子量　H = 1.0，C = 12.0，N = 14.0，O = 16.0，Al = 27.0，Ca = 40.0

気体定数　$R = 8.30 \times 10^3$ Pa・L/(K・mol)

I　次の文を読み，問1～6に答えよ。(25点)

アルミニウムの単体は，冷水や熱水とは反応しないが，高温水蒸気とは反応して水素を発生する。また，アルミニウムは，下式（1）および（2）に示すように酸とも塩基とも反応するため，①両性元素（両性金属）に分類される。

$$2Al + \boxed{ア} HCl \longrightarrow \boxed{イ} AlCl_3 + 3H_2 \quad \cdots\cdots (1)$$

$$\boxed{ウ} Al + \boxed{エ} NaOH + \boxed{オ} H_2O \longrightarrow \boxed{カ} Na[Al(OH)_4] + 3H_2 \quad \cdots\cdots (2)$$

アルミニウムの結晶構造は，単位格子をつくる立方体の各面の中心と各頂点に，それぞれ原子が位置する面心立方格子であり，単位格子中に含まれるアルミニウム原子の数は4個である。

いま，②不純物を含むアルミニウムの粉末がある。この粉末5.0gに塩酸を加えて完全に溶かしたところ，0.24molの水素が発生した。

問1　下線部①の両性金属に分類されるものをa～fからすべて選んでマークせよ。

a．亜鉛　　b．カルシウム　　c．スズ

d．ナトリウム　　e．鉛　　f．マグネシウム

問2　式（1）および（2）の ア ～ カ に該当する数字をそれぞれマークせよ。

問3　下線部②の粉末中に含まれるアルミニウムの物質量を $\boxed{a}.\boxed{b} \times 10^{-\boxed{c}}$ mol と表すとき，a～cに該当する数字をそれぞれマークせよ。ただし，不純物は塩酸と反応しないものとする。

問4　下線部②の粉末のアルミニウムの純度を質量パーセントで $\boxed{a}\boxed{b}$ %と表すとき，aおよびbに該当する数字をそれぞれマークせよ。

問5　アルミニウムの単位格子の一辺の長さを a [cm]，アルミニウム原子1個の質量を b [g] とするとき，アルミニウムの結晶の密度は $\dfrac{\boxed{\mathrm{X}}}{\boxed{\mathrm{Y}}}$ と表される。 X および Y に最も適するものをそれぞれ1～7から選んでマークせよ。

1．a　　2．a^2　　3．a^3　　4．b　　5．$2b$　　6．$\sqrt{2} \times b$　　7．$4b$

問6　アルミニウムの単位格子の一辺の長さを a cm とするとき，アルミニウム原子の半径は Z cm と表される。 Z に該当する式を1～7から選んでマークせよ。

1．$\dfrac{\sqrt{a}}{4}$　　2．$\dfrac{\sqrt{2} \times a}{4}$　　3．$\dfrac{\sqrt{2}}{4a}$　　4．$\dfrac{4a}{\sqrt{2}}$

5．$\dfrac{a}{4}$　　6．$\dfrac{4a^2}{\sqrt{2}}$　　7．$\dfrac{\sqrt{2}}{4a^2}$

Ⅱ 次の文を読み，問1～8に答えよ。(27点)

純水に酸や塩基を少量加えると，pHは大きく変化する。一方，弱酸とその塩，あるいは弱塩基とその塩の混合水溶液に，少量の酸や塩基を加えてもpHはあまり変化しない。このような作用を緩衝作用といい，緩衝作用のある溶液を緩衝液という。例えば，酢酸とその塩からなる緩衝液に酸を加えたときには ア の反応が進行し，塩基を加えたときには イ の反応が進行してpHの変化が緩和される。

いま，1.000 mol/Lの酢酸水溶液250 mLを正確にはかりとり，これに水酸化ナトリウム0.1000 molを加えて完全に溶解させた後，純水を加えて全量を正確に500 mLとし，水溶液**A**を調製した。

問1 ア および イ に該当する化学反応式をa～dからそれぞれ選んでマークせよ。

a. $CH_3COOH \longrightarrow CH_3COO^- + H^+$

b. $CH_3COO^- + H^+ \longrightarrow CH_3COOH$

c. $CH_3COOH + OH^- \longrightarrow CH_3COO^- + H_2O$

d. $CH_3COO^- + H_2O \longrightarrow CH_3COOH + OH^-$

問2 酢酸の電離定数を表す式として，適切なものをa～dから選んでマークせよ。

a. $\dfrac{[CH_3COOH]}{[CH_3COO^-][H^+]}$　　b. $\dfrac{[CH_3COO^-][H^+]}{[CH_3COOH]}$

c. $\dfrac{[CH_3COONa]}{[CH_3COO^-][Na^+]}$　　d. $\dfrac{[CH_3COO^-][Na^+]}{[CH_3COONa]}$

問3 下線部において，純水500 mLに10.00 mol/Lの塩酸1.000 mLを加えてよく撹拌した。この水溶液の水素イオン濃度を a . b c $\times 10^{-}$ d mol/Lと表すとき，a～dに該当する数字をそれぞれマークせよ。ただし，水溶液中のHClはすべて電離しているものとし，加えた塩酸の体積は無視できるものとする。

問4 水溶液**A**の酢酸分子の濃度 $[CH_3COOH]$ を A mol/Lと表すとき， A に最も近い数値をa～gから選んでマークせよ。

a. 0.10　b. 0.15　c. 0.20　d. 0.25　e. 0.30

f. 0.35　g. 0.40

問5　水溶液**A**の酢酸イオンの濃度［CH_3COO^-］を B mol/L と表すとき， B に最も近い数値をa～gから選んでマークせよ。

a．0.10　　b．0.15　　c．0.20　　d．0.25　　e．0.30

f．0.35　　g．0.40

問6　水溶液**A**の水素イオン濃度［H^+］を a . b c $\times 10^{-}$ d mol/L と表すとき，a～dに該当する数字をそれぞれマークせよ。ただし，水溶液中の酢酸の電離定数 $K_a = 2.70 \times 10^{-5}$ mol/L とする。

問7　水溶液**A** 500 mL に 10.00 mol/L の塩酸 1.000 mL を加えてよく撹拌した。この水溶液の水素イオン濃度［H^+］を a . b c $\times 10^{-}$ d mol/L と表すとき，a～dに該当する数字をそれぞれマークせよ。ただし，水溶液中の酢酸の電離定数 $K_a = 2.70 \times 10^{-5}$ mol/L とし，加えた塩酸の体積は無視できるものとする。

問8　水溶液に関する説明として適切なものをa～fから<u>すべて選んで</u>マークせよ。ただし，希釈による温度変化はないものとする。

a．0.1 mol/L の塩酸を純水で10倍に薄めると，pHは1上昇する。

b．0.1 mol/L の塩酸を純水で10倍に薄めると，pHは1低下する。

c．0.1 mol/L の塩酸を純水で10倍に薄めても，pHはほとんど変化しない。

d．水溶液**A**を純水で10倍に薄めると，pHは1上昇する。

e．水溶液**A**を純水で10倍に薄めると，pHは1低下する。

f．水溶液**A**を純水で10倍に薄めても，pHはほとんど変化しない。

III 次の文を読み，問1～7に答えよ。(25点)

周期表の A 族に属するハロゲンの原子は，いずれも B 個の価電子をもち，電子を C 個取り入れて C 価の陰イオンになりやすい。

①ハロゲンの単体は，いずれも二原子分子からなり，②有色である。また，融点や沸点は，原子番号が ア ものほど高い。ハロゲンの単体は，いずれも陰イオンになりやすく，強い酸化力を示す。酸化力は原子番号が イ ものほど大きい。③フッ素の単体は水と激しく反応し，酸素を発生する。また，塩素の単体は水に溶け，塩素水を生じる。塩素水では，塩素の一部が水と反応し，塩化水素 HCl と④次亜塩素酸 HClO を生じる。

問1 A ～ C に該当する数字をそれぞれマークせよ。

問2 下線部①について，常温・常圧で固体であるものはどれか。a～dから選んでマークせよ。
a．F_2　b．Cl_2　c．Br_2　d．I_2

問3 下線部②について，常温・常圧での Br_2 の色をa～fから選んでマークせよ。
a．黄緑色　b．黒紫色　c．青白色　d．赤褐色
e．淡黄色　f．緑白色

問4 ア および イ に該当する語句を，aあるいはbから選んでマークせよ。ただし，必要ならば繰り返し選んでよい。
a．大きい　b．小さい

問5 下線部③の反応を下式で表すとき， X ～ Z に該当する数字をそれぞれマークせよ。

$$\boxed{X}\ F_2 + \boxed{Y}\ H_2O \longrightarrow \boxed{Z}\ HF + O_2$$

問6　ハロゲンに関する以下の反応式のうち，実際に反応が進行するものをa～fからすべて選んでマークせよ。

a．$2KBr + Cl_2 \longrightarrow 2KCl + Br_2$

b．$2KBr + I_2 \longrightarrow 2KI + Br_2$

c．$2KI + Cl_2 \longrightarrow 2KCl + I_2$

d．$2KI + Br_2 \longrightarrow 2KBr + I_2$

e．$2KCl + Br_2 \longrightarrow 2KBr + Cl_2$

f．$2KCl + I_2 \longrightarrow 2KI + Cl_2$

問7　下線部④の次亜塩素酸に関する記述として，正しいものをa～dからすべて選んでマークせよ。

a．塩素の酸化数は＋2である。

b．酸素の酸化数は＋2である。

c．酸化作用を示す。

d．漂白・殺菌作用を示す。

Ⅳ 次の文を読み，問１～６に答えよ。(23点)

有機化合物のうち，分子式が同じであり構造が異なる化合物を異性体という。エタノールとジメチルエーテルのように，原子のつながり方が異なる異性体を [A] という。

同じ分子式 $C_4H_8O_2$ で表される５つの [A] （化合物 **V**～**Z**）が，それぞれラベルの無い容器に入っている。そこで，どの容器にどの化合物が入っているかを決定するため，実験Ⅰ～Ⅳを行った。また，別途，乾いた試験管に酢酸 1.2 g とエタノール 1.0 g を入れ，さらに濃硫酸を 0.30 g 加えて加熱しながら５分間よく振り混ぜた。その後試験管に水を加えたところ，上層に油状の化合物を得た。

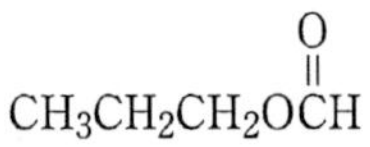

$CH_3CH_2CH_2O\overset{O}{\overset{\|}{C}}H$　**V**

$CH_3CH_2CH_2\overset{O}{\overset{\|}{C}}OH$　**W**

$CH_3CH_2O\overset{O}{\overset{\|}{C}}CH_3$　**X**

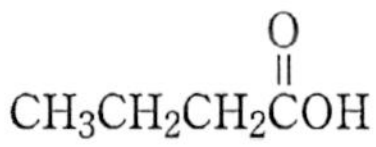

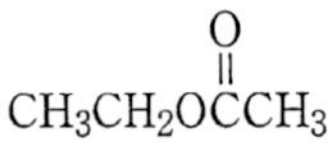

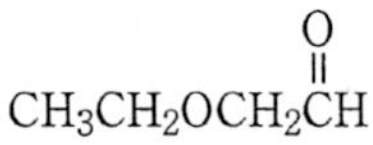

$CH_3CH_2OCH_2\overset{O}{\overset{\|}{C}}H$　**Y**

$\overset{OH}{\overset{|}{C}}H_2CH_2CH_2\overset{O}{\overset{\|}{C}}H$　**Z**

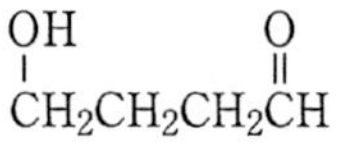

実験Ⅰ：化合物をアンモニア性硝酸銀水溶液に加えて加熱した。
実験Ⅱ：化合物を水酸化ナトリウム水溶液に加え，よく振り混ぜた。
実験Ⅲ：化合物を純水に溶かし，水溶液の水素イオン濃度を測定した。
実験Ⅳ：化合物に少量の金属ナトリウムを加えた。

問１ [A] に該当する語句をａ～ｄから選んでマークせよ。

ａ．同位体　　ｂ．立体異性体　　ｃ．構造異性体　　ｄ．同族体

問２ 実験Ⅰにより銀鏡を生じる化合物を **V**～**Z** からすべて選んでマークせよ。

問３ 実験Ⅱにより加水分解が進行する化合物を **V**～**Z** からすべて選んでマークせよ。

問４　実験Ⅰ～Ⅳの結果から導き出される内容について，適切に述べられているものをａ～ｅからすべて選んでマークせよ。

ａ．化合物と容器の対応関係について，５つともすべて決定できる。

ｂ．化合物と容器の対応関係について，２つの化合物について決めることが出来ない。

ｃ．化合物と容器の対応関係について，３つの化合物について決めることが出来ない。

ｄ．化合物と容器の対応関係を全て決定するためには，二クロム酸カリウム水溶液との反応を行う必要がある。

ｅ．化合物と容器の対応関係を全て決定するためには，ヨードホルム反応を行う必要がある。

問５　下線部の油状化合物に該当するものを**V**～**Z**から選んでマークせよ。

問６　下線部において，加えた酢酸の50％が反応し，単一の油状化合物を得た。得られた油状化合物の質量を［a］.［b］［c］ｇと表すとき，ａ～ｃに該当する数字をそれぞれマークせよ。

英語

解答

2年度

推　薦

I

〔解答〕

問1　(1)　C　(2)　A　(3)　D　(4)　A
　　(5)　C　(6)　B　(7)　B　(8)　D

問2　(1)　A　(2)　C　(3)　B　(4)　A

〔出題者が求めたポイント〕

問1

(1)　fierce「獰猛な」。dependent「依存した」。sensitive「敏感な」。violent「暴力的な」。poisonous「有毒な」。

(2)　involved in「～に関与している」。connected to「～に関係している」。represented by「～によって代表される」。calculated by「～で計算される」。restricted to「～に限定される」。

(3)　senses「感知する」。inspects「調査する」。measures「計測する」。follows「追いかける」。feels「感じる」。

(4)　inhabited「居住された」。occupied「占居された」。vacated「空席になった」。built「建てられた」。observed「観察された」。

(5)　nearly「ほとんど」。over「越えて」。exactly「正確に」。almost「ほとんど」。closely「接近して」。

(6)　habit「習慣」。system「システム」。routine「(習慣的に)くり返すこと」。policy「政策」。design「デザイン」。

(7)　worry「心配させる」。enrage「激怒させる」。bother「困らせる」。sadden「悲しませる」。depress「意気消沈させる」。

(8)　treatment「治療」。experiment「実験」。observation「観察」。training「トレーニング」。care「ケア」。

問2

(1)「第1段落と第2段落によれば、次のどれが正しいか？」

(A)　コブラと人間は同じ場所に住んでいないことが多い。← 第2段落第3文に一致

(B)　コブラは南アジアにおける主要な死因である。

(C)　コブラは他の種類のヘビより多くの人を殺す。

(D)　コブラはフードをかぶった人々に脅される。

(2)「第3段落によれば、次のどれが正しいか？」

(A)　村の4～5平方キロメートルはヘビに覆われている。

(B)　ヘビのほとんどは村人の家の外に住んでいる。

(C)　コブラと暮らすのが普通の人もいる。← 第3段落全体から

(D)　バルダマーンのコブラは非常に危険だ。

(3)「第4段落によれば、次のどれが正しいか？」

(A)　ヘビは人間より猫や犬が好きだ。

(B)　コブラは寒いと不活発になりがちだ。← 第4段落第1文に一致

(C)　バルダマーンでは宗教とコブラは無関係だ。

(D)　バルダマーンのコブラを避けるには、家具に座るのが一番だ。

(4)「第5段落によれば、次のどれが正しいか？」

(A)　村人は自分たちの宗教的慣習を強く信じている。← 第5段落最終文に一致

(B)　バルダマーンでは毎年50人の命が奪われている。

(C)　バルダマーンの住職は医師免許を持っている。

(D)　奇跡は20年以上前にバルダマーンで起こった。

〔全訳〕

1　コブラは、きわめて獰猛で有毒のヘビとして世界中で知られている。それは敵とみなすもの何でも攻撃する。南アジアでは、毎年何千人もの人々がヘビにかまれて亡くなっており、その30%以上がコブラによるものだ。

2　コブラは近くで脅威を感じると、いつでも首を広げてフードを作る。そして、毒牙を使って敵めがけて毒を撃つ。この危険性のため、人々はコブラが生息する地域に近づかないようにしており、たいていの場所では、コブラを見つけると必ず殺そうとする。ヘビもまた、人間の住む場所を避けたがる。

3　しかし、インド東部の西ベンガル州にある3つの村では、コブラは村人の日常生活の中の主たる一部となっている ― それでも、まったく命取りにはなっていない。4～5平方キロメートルの面積を持つバルダマーン地区の村には、少なくとも6,000匹のコブラが生息している。村人とコブラはお互いを恐れない。実際、バルダマーン・コブラの3匹に2匹は村人の部屋や庭に住んでいる。

4　冬にヘビが冬眠のために地下に潜っているときを除いて、少なくともバルダマーンの村の3軒に2軒は、ベッドの下か台所に静かに横たわるコブラがいる。ヘビはペットの猫や犬のようなもので、周りの人にはほとんど関心を持たない。夜になると、バルダマーン・コブラの中には、村人のベッドに滑り込む習性さえある。こうした状況を村人は全く心配していない。彼らにとって、このヘビはコブラではなく、ヘビの女神の化身であるジャンクスワーレなのだ。

5　バルダマーン・コブラに咬まれた人は毎年約50人に上るが、奇跡的にこの20年間、咬まれて死亡した人や医療を必要とした人はいない。人は咬まれると、地元のジャンクスワーレ寺院の住職のところへ運ばれる。そこで、住職は寺院の池の泥を傷に塗り、ヘビの女神を賛美する特別の歌を歌う。村人たちはこのプロセスが毒をすぐに殺菌するのだと信じている。

II

〔解答〕

1. B　2. A　3. D　4. C
5. A　6. D　7. C　8. A
9. C　10. D　11. B　12. D

〔出題者が求めたポイント〕

1. let は使役動詞なので、let + O + 動詞原形。
2. 「(用紙に)書き込む」は、fill out または fill in となる。
3. succeed「～を継ぐ」。succeed the family business で「家業を継ぐ」。
4. prevent O from Ving「O が～するのを妨げる」。
5. conclusion「結論」。result「結果」。suggestion「提案」。destination「目的地」。空欄の後ろの that は the conclusion の内容を示す、同格名詞節の that。
6. wish の後ろの節は仮定法。ここでは過去のことなので、仮定法過去完了となる。
7. major in「～を専攻する」。
8. vital「不可欠な」。counting「集計」。complete「完全な」。appropriate「適切な」。
9. them(= O)と constructing(= C)の関係が能動なので現在分詞が正解。選択肢に construct(原形)があれば、それも可。
10. get used to ～「～に慣れる」。
11. the saying goes「ことわざが言う」。
12. hard「硬い、難しい」。big「大きい」。wicked「邪悪な」。strict「厳しい」。

〔問題文訳〕

1. 私は彼に、決心したら教えてくれるように頼んだ。
2. 免許証を更新してもらうには、誰でも3ページの用紙に記入しなければならない。
3. 家業を継ぎたいのなら、君はできる限りの努力しなければならない。
4. サリーはなぜこのプログラムに参加できなかったのだろうか。
5. 彼女の手紙を読んで、私は彼女が本当に親切な人だという結論に達した。
6. 私はそのコースの期末試験に落ちた。もっと勉強しておけばよかった。
7. 法律を専攻する人がみな弁護士になるわけではない。
8. このプロジェクトの成功には君の援助が不可欠だ。
9. 彼らが新しいビルを建築しているのを見るのはとても面白い。
10. 誰でも新しい環境に慣れるのは難しい。
11. ことわざは言う「天は自ら助くる者を助く」と。
12. 最近では、パイロットは飲酒を禁じる厳しい法律を守る必要がある。

III

〔解答〕

1. (1) A　(2) D　(3) G
2. (4) C　(5) A　(6) D
3. (7) G　(8) F　(9) A
4. (10) F　(11) E　(12) G
5. (13) A　(14) D　(15) B

〔出題者が求めたポイント〕

正解の英文

1. All (other things being equal, simpler methods are) better.
2. Everyone believed his theory, but (it has turned out to be wrong).
3. To be honest, I (have enough to do to take care of) myself.
4. (Everyone expected the movie to be a big hit).
5. (I promise) I (won't let it happen again).

IV

〔解答〕

問1

1. A　2. D

問2

1. C　2. B

〔出題者が求めたポイント〕

問1

1.
- (A) もちろん！　彼はすばらしい人です。
- (B) 彼女を行かせるべきではなかった。
- (C) だからボクは君に言ったんだ。
- (D) ホームと車両の隙間にお気をつけください。

2.
- (A) 後であなたに支払わせてください。
- (B) 割り勘にしよう。
- (C) 私を誤解しないでください。
- (D) 私のおごりです。

問2

1.「この会話によると、次のどれが正しいか？」
- (A) 観光客は食べられるお土産を探している。
- (B) 店員は適当なお土産を用意できない。
- (C) 店員の提案は旅行者の要求と一致する。
- (D) その店ではお土産の大セールをやっている。

2.「この会話によると、次のどれが正しいか？」
- (A) ケンとヴィヴィアンは二人とも同じ職場で働いている。
- (B) ケンは最近新しいアルバイトの口が見つかった。
- (C) ケンは仕事を解雇された。
- (D) ケンはマクデニーズで、フルタイムで働いている。

〔全訳〕

問1

1.

チエ：昨日の夜、タケシとデートしたの？
ジュディ：ええ、映画を観に行っただけだけどね。
チエ：彼のこと本当に好きなの？　またデートするの？

ジュディ：もちろん！　彼はすばらしい人よ。

2.［レストランで］

ヘンリー：さて、家に帰る時間だね。

ジェーン：あら、もうこんな時間。いくら払えばいい？

ヘンリー：ボクがおごるよ。

ジェーン：ありがとう。次は私がおごるわ。

問2

1.

観光客：すみません。いいお土産を探しています。

店　員：どんなプレゼントをお考えですか？

観光客：小さくて持ち運びやすいもの。

店　員：分かりました。こちらの銀貨はいかがですか？

2.

ヴィヴィアン：あなたがマクデニーズで働き始めたと聞いたわ。

ケン：うん、当分は週に数時間だけだけどね。

ヴィヴィアン：これまでのところどう？

ケン：いいと思うよ。みんなとても親切なんだ。

V

〔解答〕

問1

1. A　　2. D

問2

1. C　　2. C　　3. D

〔出題者が求めたポイント〕

問1

1.「4月の日曜日に家族で桃狩りをしたい場合はどうしたらよいか？」

(A)　計画をあきらめるか、どこかよそへ行くべきだ。

(B)　午前中に果樹園を訪れるべきだ。

(C)　スタッフを呼んで、特別なお願いをするべきだ。

(D)　ポンド単位ではなく、バスケット単位で支払うべきだ。

2.「広告によると、次のどれが正しいか？」

(A)　自分で桃の木を育てて収穫することができる。

(B)　日曜の夕方に自分で桃狩りが楽しめる。

(C)　一番おいしい桃が欲しければ、午後に来た方がよい。

(D)　桃をたくさん欲しいなら、バスケット単位で支払うことができる。

問2

(1)「次のどれがこのグラフが示す内容を正しく説明しているか？」

(A)　2年間にわたる4人の学生のテスト成績。

(B)　2018年の4人の学生の平均点。

(C)　2018年の4人の学生のテスト成績の3ヶ月ごとの結果。

(D)　2018年は何月のテストにおいて一番出席者が多かったと思われるか。

(2)「全期間を通じて、誰のテストの成績が一番良くなったか？」

(A)　ユミの成績。

(B)　ジョーンの成績。

(C)　アキラの成績。

(D)　ロバートの成績。

(3)「このグラフによれば、次のどれが正しいか？」

(A)　ユミの最高点と最低点の差は、アキラの最高点と最低点の差より大きい。

(B)　ジョーンのテスト成績は全期間を通して下がり続けた。

(C)　ユミは2018年のどのテストでも最高点を取った。

(D)　ロバートの最低点はジョーンの最低点より高い。

〔全訳〕

桃狩りしよう

フレデリックスバーグ・オーチャーズには、中部テキサスで一番おいしい桃があります。収穫の時期に来て、自分で桃を ー木からそのままー 摘むことができます。自分で摘むと新鮮です。お支払いはバスケット単位か重量(ポンド)単位でお願いします。

価格：
大バスケットにつき30ドル(約30ポンド)
小バスケットにつき10ドル(約8ポンド)
小分けなら、1ポンドにつき1.8ドル

時間：
月曜日～木曜日：午前8時～午後3時
金曜日～土曜日：午前8時～午後7時
日曜日：午前9時～午後1時

桃狩りは5月下旬～8月上旬の桃の収穫期のみ営業。一番おいしい桃が食べたいなら、午前中に来るようにしてください。平日の午後か夕方以降にご家族でお越しの場合は、(512)306-1836までお電話でご予約ください。

数 学

解答　　2年度

推 薦

I

〔解答〕

問1

ア	イ
0	1

問2

ウ	エ	オ	カ
3	3	4	4

問3

キ
4

問4

ク	ケ	コ
2	2	5

問5

サ	シ	ス	セ	ソ
2	1	4	6	3

〔出題者が求めたポイント〕

問1　数と式(1次不等式，集合)

不等式の解を数直線上に表して考えればよい。

問2　式と証明(剰余の定理，除法)

$P(x)$ を $(x^2-2x+3)(x+1)$ で割ったときの余りを $a(x^2-2x+3)+2x-5$ とおければ易しい。

問3　三角関数(方程式)

$-\pi \leqq \pi\sin x \leqq \pi$ なので，結局 $\cos\theta = a$　$(\theta = \pi\sin x)$ をみたす x の個数を調べる問題。

問4　指数・対数関数

$3^x = 5^y = a$ に対数をとって，x，y を a で表わせばよい。

問5　2次関数，積分(面積)

$f(x)$ と $g(x)$ のグラフをていねいに描けば，面積も複雑な計算ではない。

〔解答のプロセス〕

問1　$|x| < a$　を解くと　$-a < x < a$

$|x-1| \geqq 2$ を解くと　$x-1 \geqq 2$ または $x-1 \leqq -2$

より $x \geqq 3$ または $x \leqq -1$

したがって，$A \cap B = \phi$ となるとき，

$a > 0$ かつ $-1 \leqq -a$ かつ $a \leqq 3$

であるので $\boxed{0 < a \leqq 1}$

$A \cup \overline{B} = A$ となるのは，x が実数であり，このとき

$\overline{B} = \{x \mid -1 < x < 3\}$ であるから，

$a > 0$ かつ $-a \leqq -1$ かつ $3 \leqq a$ なので $a \geqq \boxed{3}$ である。

問2　仮定より

$$P(x) = (x^2-2x+3)Q_1(x) + 2x - 5 \quad \cdots①$$

$$P(-1) = 11 \quad \cdots② \qquad (Q_1(x)\text{は多項式})$$

が成り立つ。

$P(x)$ を $(x^2-2x+3)(x+1)$ で割った余りは2次以下なので $Q_2(x)$ を多項式として

$P(x) = (x^2-2x+3)(x+1)Q_2(x) + ax^2 + bx + c$ とおける。

$$\begin{array}{r} a \\ x^2-2x+3 \overline{\smash{\big)}\, ax^2 + \ \ bx + c} \\ \underline{ax^2 - 2ax + 3a} \\ (b+2a)x + c - 3a \end{array}$$

より

$$\begin{aligned} P(x) &= (x^2-2x+3)(x+1)Q_2(x) \\ &\quad + a(x^2-2x+3) + (b+2a)x + c - 3a \\ &= (x^2-2x+3)\{(x+1)Q_2(x) + a\} \\ &\quad + (b+2a)x + c - 3a \end{aligned}$$

とかけるから

①と比べて $(b+2a)x + c - 3a = 2x - 5$ である。

よって

$$\begin{aligned} P(x) &= (x^2-2x+3)(x+1)Q_2(x) \\ &\quad + a(x^2-2x+3) + 2x - 5 \end{aligned}$$

だから

②より $P(-1) = a(1+2+3) - 2 - 5 = 11$

$6a = 18$　　$\therefore$　$a = 3$

したがって求める余りは

$3(x^2-2x+3) + 2x - 5 = \boxed{3x^2 - 4x + 4}$

問3　$0 \leqq x \leqq 2\pi$ のとき　$-1 \leqq \sin x \leqq 1$

$\therefore$　$-\pi \leqq \pi\sin x \leqq \pi$

そこで，$\pi\sin x = \theta$ とおくと与方程式は

$\cos\theta = a$　$(-1 < a < 1,\ -\pi \leqq \theta \leqq \pi)$

となる。このとき，解 θ は異なる2つの値 θ_1，θ_2 をとる($\theta_1 < \theta_2$ とする)。

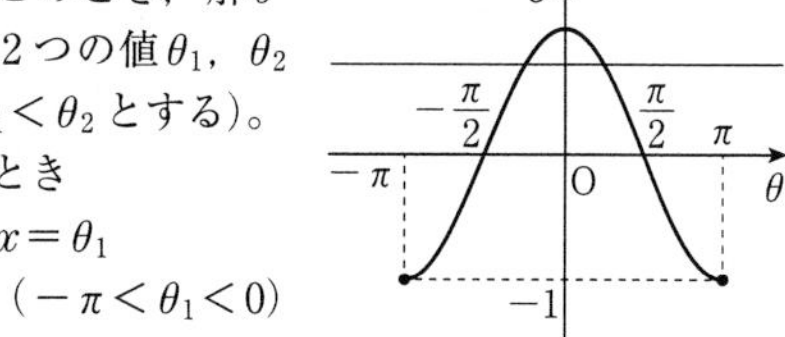

$\theta = \theta_1$ のとき

$\pi\sin x = \theta_1$

$(-\pi < \theta_1 < 0)$

つまり，$\sin x = \dfrac{\theta_1}{\pi}$ をみたす x は $-1 < \dfrac{\theta_1}{\pi} < 0$ より2つの値 x_1，x_2 をとる。

$x_1 < x_2$ とすると

$$\pi < x_1 < \frac{3}{2}\pi < x_2 < 2\pi \quad \cdots①$$

同様に $\theta = \theta_2$ のとき

$\pi\sin x = \theta_2$

$(0 < \theta_2 < \pi)$

つまり，$\sin x = \dfrac{\theta_2}{\pi}$ をみたす x は，x_3，x_4 とすると

$$0 < x_3 < \frac{\pi}{2} < x_4 < \pi \quad \cdots②$$

①，②より $\cos(\pi\sin x) = a$ をみたす x は $\boxed{4}$ 個ある。

問4　仮定より $x \neq 0$，$y \neq 0$ なので

$3^x = 5^y = a$ は正で，1に等しくないから，底を a とする対数をとると

$\log_a 3^x = \log_a 5^y = \log_a a$

よって　$x\log_a 3 = y\log_a 5 = 1$ より

$\dfrac{1}{x} = \log_a 3$，$\log_a 5 = \dfrac{1}{y}$

したがって　$\dfrac{1}{x} + \dfrac{1}{y} = \dfrac{1}{2}$ より

$\log_a 3 + \log_a 5 = \dfrac{1}{2}$

$\log_a 15 = \dfrac{1}{2}$

$a^{\frac{1}{2}} = 15$

$\therefore\ a = \boxed{225}$

問 5　$f(x) = -2(x+1)^2 + 10$

$g(x) = x^2 + 1 + |x^2 - 1|$

$= \begin{cases} 2x^2 & (x^2 - 1 \geqq 0 \text{ つまり } x \leqq -1,\ 1 \leqq x \text{ のとき}) \\ 2 & (x^2 - 1 \leqq 0 \text{ つまり } -1 \leqq x \leqq 1 \text{ のとき}) \end{cases}$

であるので，$y=f(x)$ と $y=g(x)$ のグラフの交点は

$x \leqq -1,\ 1 \leqq x$ のとき　$-2x^2 - 4x + 8 = 2x^2$

$x^2 + x - 2 = 0$

$(x-1)(x+2) = 0$

$x = 1,\ -2$

$\therefore\ (1,\ 2),\ (-2,\ 8)$

$-1 \leqq x \leqq 1$ のとき　$-2x^2 - 4x + 8 = 2$

$x^2 + 2x - 3 = 0$

$(x-1)(x+3) = 0$

$x + 3 \neq 0$ より　$x = 1$

$\therefore\ (1,\ 2)$

よって交点の x 座標は $x = -2,\ 1$

したがって 2 曲線の概形は下図のようになる。

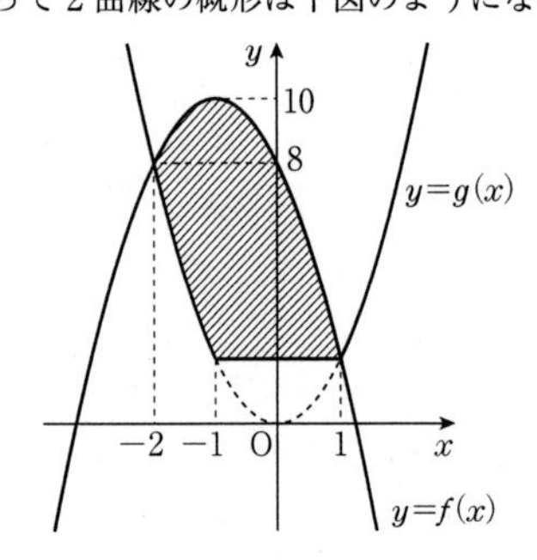

求めるのは斜線部分の面積である。

$S = \int_{-2}^{1} \{(-2x^2 - 4x + 8) - 2x^2\} dx - \int_{-1}^{1} (2 - 2x^2) dx$

$= -4 \int_{-2}^{1} (x-1)(x+2) dx + 2 \int_{-1}^{1} (x-1)(x+1) dx$

$= -4 \left\{ -\dfrac{1}{6}(1+2)^3 \right\} + 2 \left\{ -\dfrac{1}{6}(1+1)^3 \right\}$

$= \dfrac{4}{6} \cdot 3^3 - \dfrac{2}{6} \cdot 2^3 = \boxed{\dfrac{46}{3}}$

Ⅱ

〔解答〕

問 1

ア	イ	ウ	エ
1	3	5	1

問 2

オ	カ
9	0

問 3

キ	ク	ケ	コ
1	4	3	5

〔出題者が求めたポイント〕

数列（和）

$\dfrac{5}{37}$ を小数で表すと $0.135135\cdots = 0.\dot{1}3\dot{5}$ となるので

3 桁ずつで切って考えればよい。

問 3 は　1 にかける数が $1,\ 4,\ 7,\ \cdots,\ 3k-2$

3 にかける数が $2,\ 5,\ 8,\ \cdots,\ 3k-1$

5 にかける数が $3,\ 6,\ 9,\ \cdots,\ 3k$

となることを使って求める。

〔解答のプロセス〕

問 1　$\dfrac{5}{37} = 0.135135\cdots$　なので

$a_1 = \boxed{1},\ a_2 = \boxed{3},\ a_3 = \boxed{5},\ a_4 = \boxed{1}$

問 2　$\sum_{k=1}^{30} a_k = a_1 + a_2 + a_3 + \cdots + a_{30}$

$= 1 + 3 + 5 + \cdots + 5$

$= (1 + 3 + 5) \times 10$

$= \boxed{90}$

問 3　$\sum_{k=1}^{30} k a_k = 1a_1 + 2a_2 + 3a_3 + 4a_4 + \cdots + 30a_{30}$

$= (1 + 4 + 7 + \cdots + 28) \times 1$

$+ (2 + 5 + 8 + \cdots + 29) \times 3$

$+ (3 + 6 + 9 + \cdots + 30) \times 5$

$= 1 \times \sum_{k=1}^{10} (3k-2) + 3 \times \sum_{k=1}^{10} (3k-1)$

$+ 5 \times \sum_{k=1}^{10} 3k$

$= 27 \sum_{k=1}^{10} k - 20 - 30$

$= 27 \cdot \dfrac{10 \cdot 11}{2} - 50 = \boxed{1435}$

化学

解答 2年度

推　薦

I

〔解答〕

問1　a，c，e

問2　ア 6　イ 2　ウ 2
　　エ 2　オ 6　カ 2

問3　a 1　b 6　c 1

問4　a 8　b 6

問5　X 7　Y 3

問6　2

〔出題者が求めたポイント〕

両性金属の反応，化学反応式の量的関係，金属結晶の密度と原子半径

〔解答のプロセス〕

問1　両性金属は Al，Zn，Sn，Pb である。

問2　Al と塩酸の化学反応式は

$$2Al + 6HCl \longrightarrow 2AlCl_3 + 3H_2$$

Al と水酸化ナトリウム水溶液の化学反応式は

$$2Al + 2NaOH + 6H_2O \longrightarrow 2Na[Al(OH)_4] + 3H_2$$

問3　不純物を含む Al の粉末中に含まれる Al の物質量を x〔mol〕とおく。

問2の化学反応式より，反応する Al と生成する H_2 の物質量の比は 2：3 なので，

x：0.24 mol＝2：3

x＝0.16 mol

問4　Al のモル質量は 27.0 g/mol なので，問3より不純物に含まれる Al の質量は，

$0.16 \times 27 = 4.32$ g

よって，Al の純度は，

$$\frac{4.32}{5.0} \times 100 = 86.4$$

問5　Al は面心立方格子であるので，次のような単位格子をもつ。

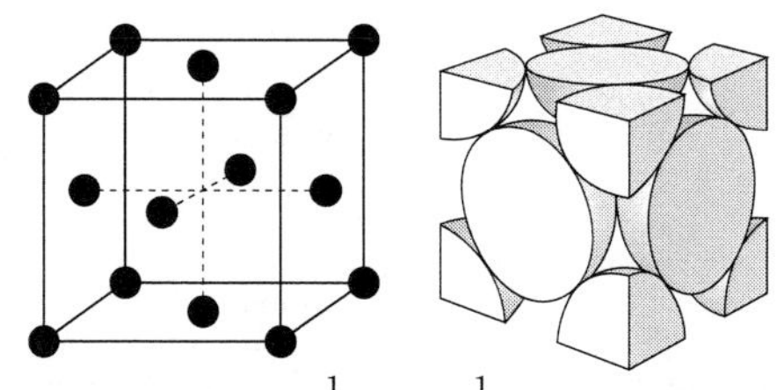

単位格子中に Al は $\frac{1}{8} \times 8 + \frac{1}{2} \times 6 = 4$ 個含まれる。

密度＝質量÷体積で求めることができるので，

$$\frac{4b}{a^3}$$

問6　単位格子の側面に注目する。Al の原子半径を r〔cm〕とすると，次のようになる。

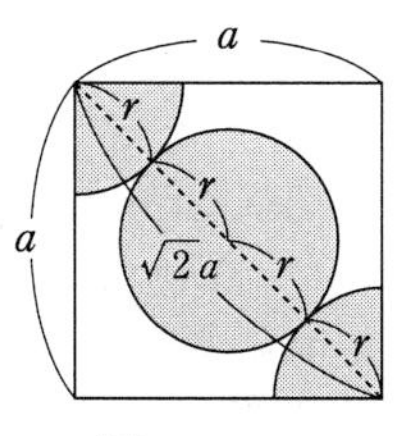

$$\sqrt{2}a = 4r$$

$$r = \frac{\sqrt{2}a}{4}$$

II

〔解答〕

問1　ア b　イ c

問2　b

問3　a 2　b 0　c 0　d 2

問4　e

問5　c

問6　a 4　b 0　c 5　d 5

問7　a 4　b 8　c 0　d 5

問8　a，f

〔出題者が求めたポイント〕

緩衝液の性質，緩衝液の水素イオン濃度，pH

〔解答のプロセス〕

問1　緩衝液中では次の反応が起きている。

$CH_3COOH \rightleftarrows CH_3COO^- + H^+$（一部が電離）

$CH_3COONa \longrightarrow CH_3COO^- + Na^+$（ほぼ電離）

よって，緩衝液中では CH_3COOH と CH_3COO^- が存在していることになる。

緩衝液に酸 H^+ を加えると，

$CH_3COO^- + H^+ \longrightarrow CH_3COOH$

の反応が起こり，H^+ はほとんど増加しない。

緩衝液に塩基 OH^- を加えると，

$CH_3COOH + OH^- \longrightarrow CH_3COO^- + H_2O$

の中和反応が起こり，OH^- はほとんど増加しない。

問2　酢酸の電離式は次のようになる。

$CH_3COOH \longrightarrow CH_3COO^- + H^+$

よって，

$$電離定数\ K_a = \frac{[CH_3COO^-][H^+]}{[CH_3COOH]}$$

問3　HCl のモル濃度を求める。500 mL 中に

$10.00 \times \frac{1.000}{1000}$ mol の HCl が含まれるので，

$$\frac{10.00 \times \frac{1.000}{1000}}{\frac{500}{1000}} = 0.02\ \text{mol/L}$$

$[H^+]$＝価数×モル濃度×電離度＝$1 \times 0.02 \times 1$
＝0.02 mol/L

問4，問5　CH_3COOH の物質量は，

$$1.000\times\frac{250}{1000}=0.25\,\text{mol}$$

NaOH 0.1000mol と反応させているので，
$CH_3COOH + NaOH \longrightarrow CH_3COONa + H_2O$ の中和反応後の CH_3COOH の物質量は
$0.25-0.1000=0.1500\,\text{mol}$。中和反応で生成した CH_3COONa の物質量は 0.1000mol である。

$$[CH_3COOH]=\frac{0.1500}{\frac{500}{1000}}=0.3000\,\text{mol/L}$$

$$[CH_3COO^-]=\frac{0.1000}{\frac{500}{1000}}=0.2000\,\text{mol/L}$$

問6　$K_a=\dfrac{[CH_3COO^-][H^+]}{[CH_3COOH]}$

$$\Leftrightarrow [H^+]=K_a\times\frac{[CH_3COOH]}{[CH_3COO^-]}$$

$$[H^+]=2.70\times10^{-5}\times\frac{3}{2}=4.05\times10^{-5}$$

問7　緩衝液に酸 H^+ を加えると，
$CH_3COO^- + H^+ \longrightarrow CH_3COOH$ の反応が起こる。
加える HCl は，$10.00\times\dfrac{1.000}{1000}=0.01\,\text{mol}$。加えた HCl が CH_3COONa と反応して CH_3COOH になっている。
よって，

$$[CH_3COOH]=\frac{0.1600}{\frac{500}{1000}}=0.3200\,\text{mol/L}$$

$$[CH_3COO^-]=\frac{0.0900}{\frac{500}{1000}}=0.1800\,\text{mol/L}$$

これらを問6と同様の関係式に代入する。

$$[H^+]=2.70\times10^{-5}\times\frac{32}{18}=4.80\times10^{-5}$$

問8　強酸を純粋で 10^n 倍に薄めると pH は n 上がる（7は超えない）。強塩基を純粋で 10^n 倍に薄めると pH は n 下がる（7は超えない）。また，緩衝液は水で薄めても pH はほとんど変化しない。

Ⅲ

〔解答〕

問1　A　17　　B　7　　C　1

問2　d

問3　d

問4　ア　a　　イ　b

問5　X　2　　Y　2　　Z　4

問6　a，c，d

問7　c，d

〔出題者が求めたポイント〕

ハロゲンの状態・色，ハロゲンの酸化力，次亜塩素酸

〔解答のプロセス〕

問2，問3　ハロゲン単体の色と状態は次のようになる。

ハロゲン単体	色	状態
F_2	淡黄色	気体
Cl_2	黄緑色	気体
Br_2	赤褐色	液体
I_2	黒紫色	固体

問4　ハロゲンの融点や沸点は分子間力が大きい程，高くなる。分子量が大きい程，分子間力は大きくなるので，原子番号が大きい程，融点や沸点は高くなる。ハロゲンの酸化力は陰イオンへのなりやすさと言い換えることができる。よって，電子核が内側にある元素（原子番号が小さい）程，酸化力は強くなる。

問6　問4より，陰イオンのなりやすさは，
$F_2 > Cl_2 > Br_2 > I_2$ である。

a　Br^- と Cl_2 の反応。$Cl_2 > Br_2$ であるため，反応は進行する。

b　Br^- と I_2 の反応。$Br_2 > I_2$ であるため，反応は進行しない。

c　I^- と Cl_2 の反応。$Cl_2 > I_2$ であるため，反応は進行する。

d　I^- と Br_2 の反応。$Br_2 > I_2$ であるため，反応は進行する。

e　Cl^- と Br_2 の反応。$Cl_2 > Br_2$ であるため，反応は進行しない。

e　Cl^- と I_2 の反応。$Cl_2 > I_2$ であるため，反応は進行しない。

問7　塩素を含むオキソ酸は次のものがある。

化学式	オキソ酸	Cl の酸化数	酸の強さ
HClO	次亜塩素酸	＋1	弱い
$HClO_2$	亜塩素酸	＋3	↑
$HClO_3$	塩素酸	＋5	↓
$HClO_4$	過塩素酸	＋7	強い

次亜塩素酸は弱酸であるが，次亜塩素酸イオン ClO^- が強い酸化作用をもつので，消毒剤や漂白剤に用いられる。

Ⅳ

〔解答〕

問1　c

問2　V，Y，Z

問3　V，X

問4　a

問5　X

問6　a　0　　b　8　　c　8

〔出題者が求めたポイント〕

銀鏡反応，加水分解反応，Na との反応，エステル化

〔解答のプロセス〕

問2　実験Ⅰは銀鏡反応である。アルデヒド基（ホルミル基）をもつ化合物が銀を生成する。

問3　エステル結合をもつ化合物が加水分解される。

問4　実験Ⅲより酸性の物質かそうでないかがわかる。つまり，W のカルボン酸が決定される。実験Ⅳより

$-OH$をもつ化合物がわかる。実験ⅢでWは決まるので，この実験でZが決まる。V，X，Yの区別は実験Ⅱより，加水分解をしなかった化合物はエステルではないためYが決まる。また，実験ⅠよりVとXの区別がつく。よって，実験Ⅰ～Ⅳを行うことで，すべて区別がつく。

問5

$CH_3-CH_2-OH + HOOC-CH_3$
エタノール　酢酸

$\longrightarrow CH_3-CH_2-O-\overset{\overset{\displaystyle O}{\|}}{C}-CH_3 + H_2O$

問6　酢酸のモル質量60g/mol，エタノールのモル質量46g/molなので，

酢酸の物質量は，$\frac{1.2}{60} = 0.02\,\text{mol}$

エタノールの物質量は，$\frac{1.0}{46} = 0.0217\,\text{mol}$

加えた酢酸の50%(0.01mol)が反応するので，問5の化学反応式より，生成する酢酸エチルも0.01molである。求める質量は，酢酸エチルのモル質量は88g/molなので，

$0.01 \times 88 = 0.88\,\text{g}$

平成31年度

問　題　と　解　答

英語

問題

（60分）

31年度

A日程

I　次の英文を読み，設問に答えなさい。（38点）

1　Attitudes about expressing anger vary from culture to culture. In some cultures, almost any sign(1) of anger is inappropriate. In others, people use anger as a way of extending(2) relationships. The differences in attitudes about anger can cause a lot of cross-cultural miscommunication. For example, anthropologist Jean Briggs spent 17 months as the adopted daughter of an Utku Inuit family. During this time, she discovered if she expressed anger in a way that was appropriate in the United States, the Utku people thought that she was childish.

2　The Utku are just one example of a culture that dislikes signs of anger. Finnish people also believe that expressions of anger show a lack of self-control. This attitude can make them seem very peaceful. For example, road rage* is a problem in many countries, but not in Finland. There, experts say, a car accident doesn't make people angry. The drivers politely exchange information and then go on(3).

3　Such behavior would not happen in the United States where expressing anger is accepted — even expected. The problem occurs when people from cultures where anger is acceptable visit countries where it is not. For example, if an American visiting England complained in a tone of voice that would be effective at home, no one would pay attention. They would see him as just another impolite (4) American. This is because the English usually avoid showing anger unless the situation is extremely serious (5).

4 Avoidance of public anger is also common in China and Japan. In both of these cultures, the expression of anger is unacceptable and destructive (6). This attitude is very different from the one in the United States, where many people believe that not expressing anger can lead to depression, alcoholism, or even violence. In countries that don't express anger, most people would think this idea was ridiculous (7).

5 However, in some other cultures, anger is more lightly received and forgotten than in the United States. Americans traveling in the Middle East or some Mediterranean countries are often surprised by the amount of anger they see and hear. They do not realize that people in these countries express their anger and then forget it. Even the people who are on the receiving end (8) of the anger usually do not remember it for long. In fact, in these cultures, fierce (9) arguments and confrontation can be positive signs of friendliness and engagement. Here, again, is a good deal of opportunity for misunderstanding and resentment between cultures.

(Source: *Burning Issues*, Shohakusha, 2015)

（注） road rage* 車を運転中，他の車の無理な割り込みや追い越しなどに対して激高したり，暴力に及んだりすること

問１　下線部(1)〜(9)の語句の文中での意味として最も適切なものを，(A)〜(D)の中から一つ選びなさい。

(1)	(A)	cause	(B)	autograph	(C)	effect	(D)	indication
(2)	(A)	intending	(B)	broadening	(C)	breaking	(D)	complicating
(3)	(A)	proceed	(B)	pause	(C)	perceive	(D)	postpone
(4)	(A)	pleasant	(B)	rude	(C)	thoughtful	(D)	respectful
(5)	(A)	common	(B)	insignificant	(C)	casual	(D)	critical
(6)	(A)	beneficial	(B)	harmful	(C)	sufficient	(D)	encouraging
(7)	(A)	clever	(B)	logical	(C)	absurd	(D)	unique
(8)	(A)	side	(B)	finish	(C)	limit	(D)	goal
(9)	(A)	calm	(B)	indifferent	(C)	furious	(D)	initial

問２　(1)〜(5)の質問の答えとして最も適切なものを，(A)〜(D)の中から一つ選びなさい。

(1) According to paragraph 1, which statement is true?

(A) During her stay with the Utku family, Jean Briggs never got angry.

(B) Because of her occupation, Jean Briggs was regarded as childish.

(C) Jean Briggs found that her American way of expressing anger was improper in the Utku culture.

(D) Differences in attitudes about expressing anger do not result in cultural miscommunication.

(2) According to paragraph 2, which statement is true?

(A) Finnish people interpret expressions of anger negatively.

(B) Experts say that no car accidents have ever been reported in Finland.

(C) Expressing anger requires a lot of self-control.

(D) Showing anger is tolerated in the Utku culture, but it is not in Finland.

(3) According to paragraph 3, which statement is true?

(A) In the U.S., people are always expected to show joy toward each other.

(B) Americans are known as well-mannered travelers in England.

(C) British people often speak in a loud tone of voice in their homes.

(D) Complaining angrily in England is only effective in a serious situation.

(4) According to paragraph 4, which statement is true?

(A) Getting angry in Japan is acceptable when people drink alcohol.

(B) In the U.S., not expressing anger is considered unhealthy.

(C) In Japan and China, people develop friendly relationships by arguing.

(D) Showing anger causes physical and emotional distress in the U.S.

(5) According to paragraph 5, which statement is true?

(A) People in the Middle East are peaceful and do not often express anger.

(B) You rarely see arguments on the street in the Middle East.

(C) Mediterranean people do not easily forget about their quarrels.

(D) Misunderstandings can occur when people from different cultures get angry with one another.

II 次の各文の空所に入る最も適切なものを，(A)〜(D)の中から一つ選びなさい。(28点)

1. The woman decided to wait at the restaurant until her friend ＿＿＿＿＿＿.
   (A) came　(B) come　(C) has come　(D) will come

2. You had ＿＿＿＿＿＿ such a decision before you talk with your parents.
   (A) better not to make　(B) better not make
   (C) not better to make　(D) not better make

3. You will be familiar ＿＿＿＿＿＿ this type of machine because you've used it before.
   (A) in　(B) about　(C) to　(D) with

4. I was ＿＿＿＿＿＿ Jane at 11 a.m., but she didn't show up.
   (A) thinking　(B) hoping　(C) expecting　(D) wondering

5. The family went to the movies ＿＿＿＿＿＿ going hiking.
   (A) in case of　(B) in front of　(C) because of　(D) instead of

6. The mother was very ＿＿＿＿＿＿ with her daughter's success.
   (A) pleasing　(B) please　(C) pleased　(D) pleasure

7. Shohei wants to become a baseball player ＿＿＿＿＿＿ remembered by people all around the world.
   (A) is　(B) who　(C) who is　(D) there is

8. It looks ＿＿＿＿＿＿ we are going to have a storm.
   (A) as far　(B) as if　(C) as much　(D) what if

9. You'll never know ＿＿＿＿＿＿ you try.
   (A) unless　(B) that　(C) about　(D) since

10. He is very cooperative when it comes ______________ children.

(A) to raise　(B) to raising　(C) being raised　(D) raising

11. We are planning to hold a conference ______________ March.

(A) on　(B) at　(C) with　(D) in

12. My exam results were terrible. I should ______________ harder to get good grades.

(A) be more　(B) have been　(C) be much　(D) have tried

13. I wish Sophia were a little more ______________ of others.

(A) considerate　(B) consideration　(C) considerable　(D) considers

14. It ______________ me less than 5,000 yen to go to Nagoya from Osaka by bus.

(A) charges　(B) costs　(C) spends　(D) pays

Ⅲ 次の日本文の意味を表すように，下記の語句を空所に入れて英文を完成させるとき，(1)～(15) に入る語句の記号を答えなさい。(ただし，文頭に来る語の先頭も小文字で示しています。) (15点)

1．仕事から帰る途中，私は交通渋滞に巻き込まれてしまいました。

I (　　)(1)(　　)(2)(　　)(3)(　　) from work.

(A) heavy traffic　(B) on　(C) in　(D) home
(E) caught　(F) my way　(G) got

2．東京に到着するやいなや，私は救急車の音を聞きました。

(　　)(　　)(4) I reached (　　)(5)(　　)(6) the sound of an ambulance.

(A) I　(B) than　(C) heard　(D) sooner
(E) Tokyo　(F) had　(G) no

3．私は自分のコンピュータの技能を十分生かせるような仕事に就きたいです。

I want to find a job (　　)(7)(　　)(8)(　　)(9)(　　) my computer skills.

(A) of　(B) I　(C) good　(D) make
(E) can　(F) where　(G) use

4．ヨガは，他のどの運動よりも健康的だとよく言われます。

Yoga is often said (　　)(10)(　　)(11)(　　)(12)(　　).

(A) exercise　(B) healthier　(C) other　(D) be
(E) any　(F) to　(G) than

5．旅費を貯めるために，私は生活費を切り詰めなければなりません。

To save money for a trip, I have (　　)(13)(　　)(14)(　　)(15)(　　).

(A) down　(B) my　(C) expenses　(D) cut
(E) on　(F) to　(G) living

IV 1～5の会話の空所に入る最も適切なものを，(A)～(D)の中から一つ選びなさい。(15点)

1. Kevin: Do you mind if I smoke?

   Miyuki: ______________________

   Kevin: Oh, sorry. I forgot you're very sensitive to smoke.

   (A) Not at all.

   (B) As a matter of fact, I do.

   (C) I don't mind.

   (D) Mind your own business.

2. Student 1: You're from Canada? I've never been there.

   Student 2: My family lives in Vancouver, close to the beach.

   Student 1: ______________________

   Student 2: You'd really enjoy swimming and walking along the beach.

   (A) What are your hobbies?

   (B) I'd really love to go there.

   (C) What do you usually do when you're back?

   (D) How far is the beach from your house?

3. Hana: Mao is going to study overseas in a special program next year.

   Yuki: ______________________

   Hana: Right. She has to polish up her English skills before then.

   (A) Oh, not until next year?

   (B) Has she gone already?

   (C) Has it been a long time?

   (D) How do you feel about her leaving?

4．

Student: I'm here for a campus tour.

Campus guide: ______________________

Student: Oh, really? That's too bad. I was really hoping to see the university today.

(A) Sure. Please wait over there.

(B) You just missed the first tour, but the next one is leaving shortly.

(C) Unfortunately, you can't register for classes yet.

(D) I'm sorry, but we only offer campus tours during the first week of the semester.

5．

Sora: I can't believe the museum is closed today!

Jim: On a Saturday? That's really strange.

Sora: ______________________

Jim: Well, then, let's go! I want to see that exhibit.

(A) No, my mistake. It's closed on Mondays.

(B) Today is my 24th birthday.

(C) I used to work part-time at that museum.

(D) I can't believe you want to go to a museum.

V 次の広告を参照し，１～２の質問の答えとして最も適切なものを(A)～(D)の中から一つ選びなさい。（４点）

Joe's Restaurant

1234 Oak Street; Los Angeles, CA

OPEN SEVEN DAYS A WEEK
MON-FRI: 12:00 p.m. – 9:00 p.m.
SAT-SUN: 12:00 p.m. – 10:00 p.m.

Closed Christmas Day (Dec. 25) and
New Year's Day (Jan. 1)

No reservations necessary
Cash only
Seniors' Day (THU): 10% off
No smoking

Free delivery

1．Which of the following information is not given in the ad?

(A) The location of the restaurant.

(B) The way to pay for meals.

(C) The days and times when the restaurant is open.

(D) The kinds of meals served.

2．Which of the following is true?

(A) Seniors pay less than other customers on Thursdays.

(B) Customers need to make a reservation.

(C) Customers can order breakfast at this restaurant.

(D) The restaurant is closed for business on weekends.

数 学

問題

31年度

（60分）

A日程

I 次の問１～問３の空欄 $\boxed{(\text{ア})}$ ～ $\boxed{(\text{ヤ})}$ に当てはまる整数を０～９から１つ選び，該当する解答欄にマークせよ。ただし分数は既約分数で表せ。(40点)

問１．方程式 $\sin 2\theta - \cos 2\theta = -\dfrac{1}{\sqrt{2}}$ の $0 \leqq \theta < 2\pi$ における解は，値の小さい順に，

$$\theta = \frac{\boxed{(\text{ア})}}{\boxed{(\text{イ})}\boxed{(\text{ウ})}}\pi,\quad \frac{\boxed{(\text{エ})}\boxed{(\text{オ})}}{\boxed{(\text{カ})}\boxed{(\text{キ})}}\pi,\quad \frac{\boxed{(\text{ク})}\boxed{(\text{ケ})}}{\boxed{(\text{コ})}\boxed{(\text{サ})}}\pi,\quad \frac{\boxed{(\text{シ})}\boxed{(\text{ス})}}{\boxed{(\text{セ})}\boxed{(\text{ソ})}}\pi$$

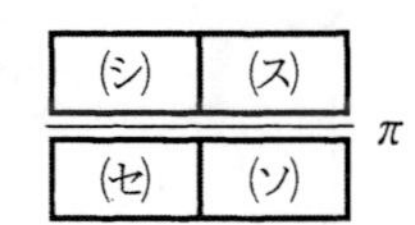

である。

問２．不等式 $\log_2 x - \log_{\frac{1}{2}} |x-6| \leqq 3$ を満たす x の範囲は

$$\boxed{(\text{タ})} < x \leqq \boxed{(\text{チ})},\quad \boxed{(\text{ツ})} \leqq x < \boxed{(\text{テ})},$$

$$\boxed{(\text{ト})} < x \leqq \boxed{(\text{ナ})} + \sqrt{\boxed{(\text{ニ})}\boxed{(\text{ヌ})}}$$

である。

問３．1000 人に１人の割合でかかると言われているある病気に対するスクリーニング検査（病気にかかっているかどうかを調べる検査）の精度は，99 ％であるとする。すなわち，その病気にかかっている場合は 99 ％の割合で病気にかかっていると判断され，病気にかかっていない場合は 99 ％の割合で病気にかかっていないと判断される。この検査を受けて，病気にかかっているとの結果が出る確率は $\dfrac{\boxed{(ネ)}\boxed{(ノ)}\boxed{(ハ)}}{\boxed{(ヒ)}\boxed{(フ)}\boxed{(ヘ)}\boxed{(ホ)}\boxed{(マ)}}$ である。また，病気にかかっているとの結果が出たとき，本当に病気にかかっている条件付き確率は

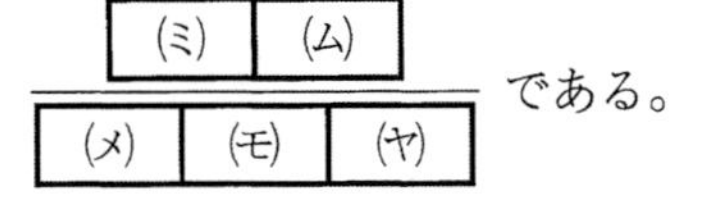

である。

II 次の問1～問3の空欄 (ア) ～ (モ) に当てはまる整数を0～9から1つ選び，該当する解答欄にマークせよ。ただし，分数は既約分数で表せ。また，問1の空欄 (エ) と (コ) に当てはまるものを【 (エ) ， (コ) の選択肢】から1つ選び，その番号を該当する解答欄にマークせよ。(60点)

問1．条件 $a_1 = 1$，$2a_{n+1} = a_n - 4$ $(n = 1, 2, 3, \cdots)$ で定まる数列 $\{a_n\}$ の一般項は

$$a_n = \boxed{(ア)} \cdot \left(\frac{\boxed{(イ)}}{\boxed{(ウ)}} \right)^{\boxed{(エ)}} - \boxed{(オ)}$$

であり，初項から第 n 項までの和 S_n は

$$S_n = \boxed{(カ)}\boxed{(キ)} \left\{ 1 - \left(\frac{\boxed{(ク)}}{\boxed{(ケ)}} \right)^{\boxed{(コ)}} \right\} - \boxed{(サ)}\, n$$

である。

【 (エ) ， (コ) の選択肢】

① $n-1$　② n　③ $n+1$

問2．△ABCにおいて，$BC = 2\sqrt{2}$，$\angle ABC = \dfrac{\pi}{6}$，$\angle BCA = \dfrac{\pi}{12}$ であるとき，

$AC = \boxed{(シ)}$，$AB = \sqrt{\boxed{(ス)}} - \sqrt{\boxed{(セ)}}$，(△ABCの外接円の半径) $= \boxed{(ソ)}$，

$$(\triangle \text{ABCの内接円の半径}) = \frac{\boxed{(タ)}\sqrt{\boxed{(チ)}} + \sqrt{\boxed{(ツ)}} - \sqrt{\boxed{(テ)}} - \boxed{(ト)}}{\boxed{(ナ)}}$$

である。また，△ABCの外接円の中心をOとすると，

$\overrightarrow{OA} \cdot \overrightarrow{OC} = \boxed{(ニ)}$，$\overrightarrow{OB} \cdot \overrightarrow{OC} = \boxed{(ヌ)}$

である。

問3．放物線 $C：y = x^2 - 4x + 2$ に対して，点（3，－5）からは

$l_1：y = -$ (ネ) $x +$ (ノ)，$l_2：y =$ (ハ) $x -$ (ヒ)(フ)

の2本の接線を引くことができる。C と l_1，l_2 との接点はそれぞれ

((ヘ)，－(ホ))，((マ)，(ミ))

であり，C と l_1，l_2 で囲まれる部分の面積は $\dfrac{\text{(ム)(メ)}}{\text{(モ)}}$ である。

化 学

問題

（60分）

31年度

A日程

解答にあたって必要ならば，次の数値を用いよ。

原子量　H = 1.0，C = 12.0，N = 14.0，O = 16.0，Cu = 63.5，Ag = 108.0

気体定数　$R = 8.30 \times 10^3\ \mathrm{Pa \cdot L/(K \cdot mol)}$

Ⅰ　次の文を読み，問1～6に答えよ。（26点）

窒素酸化物のうち，大気汚染の原因となる一酸化窒素NOや二酸化窒素NO_2などを総称してNOxという。NOxは自動車のエンジンなど高温・高圧となる機関で①<u>窒素と酸素が反応して生成され</u>，排出される。これらの排出ガスは総量が規制されており，特に都市部では，ディーゼルエンジンを利用する大型トラックやバスの排出ガスが厳しく規制されている。そのため大型トラックやバスには，排出ガス中のNOxを除去する装置（尿素SCRシステム*）が搭載されている。尿素SCRシステムでは，排出ガスに尿素水溶液が噴射される。②<u>尿素水溶液中の尿素$CO(NH_2)_2$が，高温下で加水分解されてアンモニアNH_3が生じ</u>，このNH_3によってNOやNO_2が窒素N_2に還元されることによって除去される（式（1）および（2））。

$$\boxed{ア}\ NO + \boxed{イ}\ NH_3 + O_2 \longrightarrow \boxed{ウ}\ N_2 + 6\,H_2O \quad \cdots\cdots\cdots（1）$$

$$\boxed{エ}\ NO_2 + \boxed{オ}\ NH_3 \longrightarrow \boxed{カ}\ N_2 + 12\,H_2O \quad \cdots\cdots\cdots（2）$$

この尿素SCRシステムでは，③<u>NOとNO_2の物質の比が1：1のとき，式（3）に示すように還元反応は最も効率よく進行する</u>。

$$2\,NH_3 + NO + NO_2 \longrightarrow 2\,N_2 + 3\,H_2O \quad \cdots\cdots\cdots（3）$$

*尿素SCRシステム：尿素選択式還元触媒（Selective Catalytic Reduction）システム

問1　NO，NO_2およびNH_3の窒素原子の酸化数をそれぞれa～kから選んでマークせよ。

a．−5　　b．−4　　c．−3　　d．−2　　e．−1　　f．0
g．+1　　h．+2　　i．+3　　j．+4　　k．+5

問2　$\boxed{ア}$～$\boxed{カ}$に該当する数字をそれぞれマークせよ。

問 3　NO_2 は [キ] 色の気体で，実験的には，単体の [ク] に [ケ] を反応させて発生させ，[コ] 置換により捕集する。[キ] ～ [コ] に該当する語句ならびに金属元素をそれぞれ a ～ o から選んでマークせよ。

a．Al	b．Cu	c．Fe	d．アンモニア水	e．黄緑
f．下方	g．希硝酸	h．希硫酸	i．上方	j．水上
k．赤褐	l．淡黄	m．濃硝酸	n．濃硫酸	o．無

問 4　下線部①の反応で NO が生成する熱化学方程式は下式のように表される。NO の結合エネルギーを [a][b][c].[d] kJ/mol と表すとき，a ～ d に該当する数字をそれぞれマークせよ。ただし，N≡N および O=O の結合エネルギーは，それぞれ 945 および 498 kJ/mol とする。

$$N_2(気) + O_2(気) = 2NO(気) - 180\,kJ$$

問 5　下線部②の反応は下式で表される。

$$CO(NH_2)_2 + H_2O \longrightarrow 2NH_3 + CO_2$$

従って，質量パーセント濃度が 30% の尿素水溶液 500 mL は理論上 [a].[b] mol のアンモニアを発生する。a および b に該当する数字をそれぞれマークせよ。ただし，30% 尿素水溶液の密度を 1.1 g/cm^3 とし，反応は完全に進行するものとする。

問 6　下線部③において，NO 330 mg と NO_2 506 mg の混合物が最も効率よく浄化されるときに消費される NH_3 の質量を [a][b][c] mg と表すとき，a ～ c に該当する数字をそれぞれマークせよ。ただし，反応はすべて過不足なく完全に進行し，NH_3，NO および NO_2 のみが尿素 SCR システムの還元反応に関与するものとする。

Ⅱ 次の文を読み，問1～6に答えよ。(28点)

電解質の水溶液や融解液の電気分解を行うとき，[ア]極では外部電源から電子が流れ込んで[イ]反応が起こり，一方，[ウ]極では液中の物質やイオンまたは電極自身から外部電源へ電子が流れ出して[エ]反応が起こる。

いま，硝酸銀，硫酸銅(Ⅱ)あるいは水酸化ナトリウムの水溶液のいずれかが入った電解槽**A**～**C**がある。①これらの電解槽それぞれに2本の白金電極を差し込み，直流電流を流して電気分解を行った。3つの電解槽に同じ電気量を流したところ，電解槽**A**の陰極の質量は変化せず，電解槽**B**と**C**の陰極の質量は増加した。また，その増加量は，電解槽**B**の陰極の方が大きかった。

問1 [ア]～[エ]に該当する語句をそれぞれa～dから選んでマークせよ。

a．陰　　b．還元　　c．酸化　　d．陽

問2 電解槽**A**～**C**の水溶液に該当するものをそれぞれa～cから選んでマークせよ。

a．硝酸銀水溶液　　b．水酸化ナトリウム水溶液　　c．硫酸銅(Ⅱ)水溶液

問3 水酸化ナトリウム水溶液を下線部①の条件で電気分解するとき，陽極と陰極から発生する気体に該当するものをそれぞれa～dから選んでマークせよ。ただし，選択肢は繰り返し選んでよい。

a．オゾン　　b．酸素　　c．水素　　d．二酸化炭素

問4 硫酸銅(Ⅱ)水溶液を下線部①の条件で電気分解するとき，陽極と陰極で起こる反応の反応式をそれぞれa～dから選んでマークせよ。

a．$2H^+ + 2e^- \longrightarrow H_2$

b．$2H_2O \longrightarrow O_2 + 4H^+ + 4e^-$

c．$SO_4^{2-} \longrightarrow SO_2 + O_2 + 2e^-$

d．$Cu^{2+} + 2e^- \longrightarrow Cu$

問5 下線部①の条件で電解槽**C**の水溶液に2.0Aの電流を4825秒間流したところ，陰極の質量は[a].[b]g増加した。aおよびbに該当する数字をそれぞれマークせよ。ただし，ファラデー定数$F = 9.65 \times 10^4$ C/molとする。

問６　以下の水溶液を下線部①の条件で電気分解を行ったとき，陰極付近の水溶液が次第に塩基性へと変化するものをａ～ｃからすべて選んでマークせよ。

ａ．塩化銅(Ⅱ)水溶液　　ｂ．塩化ナトリウム水溶液　　ｃ．硫酸銅(Ⅱ)水溶液

Ⅲ 次の文を読み，問１～５に答えよ。(23点)

銀は，①湿った空気中では，硫化水素と反応して，黒色の [1] を生じる。銀は，塩酸や希硫酸とは反応しないが，②酸化力の強い希硝酸とは反応して硝酸銀となる。銀イオンを含む水溶液に，少量のアンモニア水を加えると，[2] の褐色沈殿を生じる。この沈殿は，アンモニア水をさらに加えると，[3] に変化して溶解する。③硝酸銀水溶液にアンモニア水を加えて得られる無色の水溶液をアンモニア性硝酸銀水溶液といい，アルデヒドの検出に用いられる。

銀イオンは，塩化物イオンと反応して，[4] の④沈殿を生じる。[4] も，アンモニア水を加えると，[3] に変化して溶解する。これは，塩化物イオンの検出に用いられる。

硝酸銀水溶液に硫化水素を通じると [1] の黒色沈殿を生じる。また，硝酸銀水溶液にクロム酸カリウム水溶液を加えると，[5] の赤褐色沈殿を生じる。

問１ [1] ～ [5] に最も適する化学式をそれぞれａ～ｇから選んでマークせよ。

ａ．Ag_2CrO_4　ｂ．Ag_2O　ｃ．Ag_2SO_4　ｄ．Ag_2S
ｅ．AgCl　ｆ．AgO　ｇ．$[Ag(NH_3)_2]^+$

問２ 下線部①の黒ずみが生じた銀製品を元に戻すには，アルミ箔の上に銀製品と食塩を置き，熱湯をかけるという方法がある。このときに起こっている化学反応として最も適するものをａ～ｆから選んでマークせよ。

ａ．アルミニウムが酸化され，[1] の銀が還元される。
ｂ．アルミニウムが還元され，[1] の銀が酸化される。
ｃ．ナトリウムイオンが酸化され，[1] の銀が還元される。
ｄ．ナトリウムイオンが還元され，[1] の銀が酸化される。
ｅ．塩化物イオンが [1] の硫化物イオンと置き換わる。
ｆ．水酸化物イオンが [1] の硫化物イオンと置き換わる。

問３ 下線部②の反応式を下式で表すとき，ａ～ｄに該当する数字をそれぞれマークせよ。

$$\boxed{a}\ Ag + \boxed{b}\ HNO_3 \longrightarrow \boxed{c}\ AgNO_3 + \boxed{d}\ H_2O + NO$$

問４ 下線部③の方法によるアルデヒドの検出反応の名称として最も適するものをａ～ｅから選んでマークせよ。

ａ．銀鏡反応　ｂ．テルミット反応　ｃ．フェーリング液による還元反応
ｄ．ビウレット反応　ｅ．ヨードホルム反応

問５　下線部④の沈殿の色として最も適するものをａ～ｅから選んでマークせよ。

ａ．青　　ｂ．赤　　ｃ．黄　　ｄ．黒　　ｅ．白

Ⅳ 次の文を読み，問１～６に答えよ。(23点)

化合物**A**～**C**は，分子式$C_8H_8O_2$で表されるベンゼン環をもつエステルである。これらについて以下の実験を行った。

実験Ⅰ：**A**～**C**をそれぞれ加水分解したところ，**A**からは酸性物質**D**と中性物質**E**が得られ，**B**からは酸性物質**F**と中性物質**G**が得られ，**C**からは酸性物質**H**およびフェノールが得られた。

実験Ⅱ：**D**，**F**，および**H**に炭酸水素ナトリウム水溶液をそれぞれ加えたところ，**D**，**F**および**H**はすべて ①気体を発生しながら溶解した。

実験Ⅲ：**E**を硫酸酸性の二クロム酸カリウムで酸化すると**F**が得られた。

実験Ⅳ：**G**を過マンガン酸カリウムで酸化すると**D**が得られた。

問１ **E**，**F**およびフェノールについて，酸性の強い順に正しく並んでいるものをａ～ｆから選んでマークせよ。ただし，酸性の強さは，強い＞弱いとする。

ａ．**E**＞フェノール＞**F**　　ｂ．**E**＞**F**＞フェノール

ｃ．**F**＞**E**＞フェノール　　ｄ．**F**＞フェノール＞**E**

ｅ．フェノール＞**E**＞**F**　　ｆ．フェノール＞**F**＞**E**

問２ **G**の構造異性体のうち，ベンゼン環をもつ異性体の数は［ａ］個である。［ａ］に該当する数字をマークせよ。ただし，**G**を構造異性体の数に含むものとする。

問３ 次の記述のうち，フェノールの性質に該当するものをａ～ｄから<u>すべて選んで</u>マークせよ。

ａ．アンモニア性硝酸銀水溶液を加えると白色沈殿を生じる。

ｂ．塩化鉄(Ⅲ)水溶液を加えると紫色を呈する。

ｃ．さらし粉水溶液を加えると赤紫色を呈する。

ｄ．臭素水を加えると白色沈殿を生じる。

問４ 下線部①に該当する気体をａ～ｆから選んでマークせよ。

ａ．一酸化炭素　　ｂ．一酸化窒素　　ｃ．酸素

ｄ．水素　　ｅ．窒素　　ｆ．二酸化炭素

問５　**F** に該当する化学式を a ～ d から選んでマークせよ。

a．HCHO　　b．HCOOH　　c．CH_3CHO　　d．CH_3COOH

問６　**A** および **C** の構造式を下図のように表すとき，［ア］～［キ］に該当する原子または原子団をそれぞれ a ～ j から選んでマークせよ。ただし，選択肢は繰り返し選んでよい。また，［ア］および［エ］は芳香族の原子団とし，⌇−O−⌇ の表記は酸素原子が両隣の原子団と単結合しているものとする。

［ア］−［イ］−［ウ］
A の構造式

［エ］−［オ］−［カ］−［キ］
C の構造式

a．（ベンゼン環）−⌇　　b．（ベンゼン環，オルト位に CH_3）−⌇　　c．H_3C−（ベンゼン環）−⌇（パラ位）　　d．⌇−C(=O)−⌇　　e．⌇−CH_2−⌇

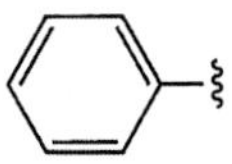

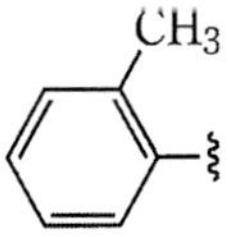

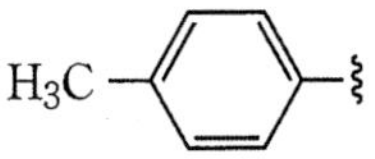

f．⌇−O−⌇　　g．⌇−CH_3　　h．⌇−OCH_3　　i．⌇−OH　　j．⌇−H

英語

解答　31年度

推薦

I

〔解答〕

問１　(1)(D)　(2)(B)　(3)(A)　(4)(B)　(5)(D)
　　　(6)(B)　(7)(C)　(8)(A)　(9)(C)

問２　(1)(C)　(2)(A)　(3)(D)　(4)(B)　(5)(D)

〔出題者が求めたポイント〕

単語　熟語　内容一致

問われている単語・熟語は、ほぼすべて大学受験頻出単語であり、一般的な受験単語集・熟語集の暗記により正解を出せる。

(1)　sign「兆候、しるし」(A)原因　(B)(有名人の)サイン　(C)効果　(D)兆候、しるし

(2)　extend「(範囲など)を広げる」(A)～を維持すること　(B)～を広げること　(C)～を壊すこと　(D)～を複雑にすること

(3)　go on「進む」(A)進む　(B)立ち止まる　(C)～を知覚する　(D)～を延期する

(4)　impolite「無礼な」(A)心地よい　(B)無礼な　(C)思慮深い　(D)敬意を表す

(5)　serious「深刻な」(A)共通の　(B)重要でない　(C)何気ない　(D)危機的な

(6)　destructive「破壊的な、有害な」(A)有益な　(B)有害な　(C)十分な　(D)励みになる

(7)　ridiculous「馬鹿げた」(A)賢い　(B)論理的な　(C)馬鹿げた　(D)独特な

(8)　＜be on the receiving end of ～＞「(不愉快なこと)を受ける側でいる」
(A)側　(B)終わり　(C)制限　(D)目標

(9)　fierce「激しい」(A)落ち着いた　(B)無関心な　(C)激しい　(D)最初の

問２

(1)「１段落によれば、以下のどの選択肢が正しいか」
(A)「ウトゥク族と一緒にいる間、ジーン・ブリッグスは怒ることは一度もなかった」
(B)「ジーン・ブリッグスは、彼女の職業のせいで子供じみているとみなされた」
(C)「ジーン・ブリッグスは、彼女のアメリカ式の怒りの表し方はウトゥク族の文化内では不適切だと気づいた」
(D)「怒りの表し方に関する態度の違いのために、異文化間で誤解が生じることはない」
(A)は第６文に反する。(B)は第６文に反する。子供じみていると思われたのは、彼女がアメリカ式のやり方で怒りを表したから。(C)は第６文に一致。(D)は第４文に反する。

(2)「２段落によれば、以下のどの選択肢が正しいか」
(A)「フィンランド人は怒りを表に出すことを否定的に解釈する」
(B)「専門家によると、フィンランドではこれまでに１件も交通事故の報告がない」
(C)「怒りを表すことは自制心を多く必要とする」
(D)「怒りを表すことはウトゥク族の文化では許容されているが、フィンランドでは許容されていない」
(A)は第２文に合致している。(B)は第５文に反する。(C)は言及なし。(D)は第１文、第２文に反する。

(3)「３段落によれば、以下のどの選択肢が正しいか」
(A)「米国では、人々はいつも互いに喜びを見せ合うことが期待されている」
(B)「米国人はイギリスではマナーの良い旅行者として知られている」
(C)「イギリス人は家庭内では大声で話すことがよくある」
(D)「イギリスで怒って文句を言うことは深刻な状況でしか効果がない」
(A)は第１文に反する。(B)は第４文に反する。(C)は言及なし。(D)は第３文～第５文の内容から正しいと判断できる。

(4)「４段落によれば、以下のどの選択肢が正しいか」
(A)「日本で怒ることは飲酒時には容認されている」
(B)「米国では、怒りを表さないことは不健康であるとみなされている」
(C)「日本と中国では、議論することによって人々は親交を深める」
(D)「米国では怒りを表すことが身体的、感情的苦痛の原因になっている」
(A)に関して、飲酒時に怒りを表すことが容認されているかどうかは言及なし。(B)は第３文に合致。(C)(D)は言及なし。

(5)「５段落によれば、以下のどの選択肢が正しいか」
(A)「中東の人々は平和的で、怒りを表すことはあまりない」
(B)「中東の路上で口論を目にすることはめったにない」
(C)「地中海の人々は口論したことを簡単には忘れない」
(D)「文化の異なる人々が互いに怒りを表す際に誤解が生じる場合がある」
(A)(B)は第２文に反する。(C)は第３文に反する。(D)は最終文に一致。

〔和訳〕

1　怒りの表し方に関する態度は文化によって異なる。文化によっては、ほぼどのような形であっても怒りを表に出すことは不適切であるとされる。また、交友範囲を広げる手段として怒りを用いる文化もある。怒りに関する態度の違いは、文化間で多くの誤解を生む場合がある。例えば、人類学者のジーン・ブリッグスはイヌイットのウトゥク族の養女として17か月を過ごした。この期間の間に、もし彼女が米国では適切とされる方法で怒

りを表すならば、ウトゥク族の人々は彼女を子供じみているとみなすことに彼女は気付いた。

2　怒りを表に出すことを嫌う文化の例はウトゥク族だけではない。フィンランド人もまた、怒りを表すことは自制心の無さを示していると考える。この態度のおかげで、彼らは非常に平和的に見える。例えば、ロード・レイジ（車を運転中にカッとなること）は多くの国で問題になっているが、フィンランドではそうではない。専門家によれば、フィンランドでは自動車事故が起きても人々が怒ることは無いという。運転手は礼儀正しく情報交換をし、その後は行ってしまう。

3　このような行動は、怒りを表すことが容認、いやそれどころか期待されている米国では起こらないだろう。従って、怒りが容認されていない文化出身の人々が、そうでない国々を訪れる時に問題が生じる。例えば、もしイギリスを訪問中の米国人が、自国では効果があると考えられる声の調子で文句を言っても、気に留めてくれる人は誰もいないだろう。イギリス人はその米国人を、よくいる無礼なアメリカ人の1人くらいにしか思わないだろう。これは、イギリス人が、状況が極めて深刻である場合を除いては、怒りを表に出すことを普通は避けるからである。

4　公の場で怒りを表に出すことを避けることは中国や日本でも一般的である。これらの文化の両方に於いて、怒りを表すことは容認されておらず、我が身を滅ぼすものである。このような態度は米国での態度とは非常に異なるものだ。米国では、怒りを表に出さないことがうつ病やアルコール依存症や暴力さえも引き起こす可能性があると、多くの人々が信じている。怒りを表さない国々では、ほとんどの人々がこの考えを馬鹿げていると考えるだろう。

5　しかしながら、中には米国よりも怒りが軽く受け止められ、すぐに忘れられてしまう文化もある。中東や地中海のある国々を旅行中の米国人は、人々が怒っているのを見聞きすることがどれほど多いかということに気付いて、驚くことがよくある。そのようなアメリカ人は、これらの国々の人々は怒りを表したら、その後でそのことを忘れてしまう、ということを分かっていない。怒りを向けられる側の人間でさえも、普通はそのことを長い間覚えてはいない。それどころか、これらの文化に於いては、激しい議論や対立は、親しさや積極的な関わりを表す、好ましいしるしとされることがある。この点に関してもまた、文化間で誤解や遺恨が生じる場合が大いにある。

Ⅱ

〔解答〕

1.(A)　2.(B)　3.(D)　4.(C)　5.(D)　6.(C)　7.(C)
8.(B)　9.(A)　10.(B)　11.(D)　12.(D)　13.(A)　14.(B)

〔出題者が求めたポイント〕

単語　熟語　文法　語法

1　「その女性は友人が来るまでレストランで待つことにした」時や条件を表す副詞節（ここでは until から始まるカタマリ）の中では、動詞は未来のことでも単純な現在形にする。will ＋動詞の原形としない。ここでは decided と時制は過去なので will の過去形の would ＋ come とせず、単純に came とする。

2　「あなたは両親の話しあう前にそのような決断をしない方がいいよ」
< had better ～ >「～したほうがいい」の否定形は
< had better not ～ >「～しないほうがいい」

3　「あなたはこの種の機械を以前使ったことがあるから、それをよくご存知のことでしょう」
< be familiar with ～ >「～をよく知っている」cf.
< be familiar to ～ >「～によく知られている」

4　「私は午前 11 時にジェーンが来るのを待っていたが、彼女は現れなかった」
ただの名詞を目的語とすることができるのは(C)のみ。be expecting 人「人を待っている」
それ以外は(A)なら of か about、(B)は for、(D)は about が必要。

5　「その家族はハイキングに行く代わりに映画を見に行った」
< instead of ～ ing >「～する代わりに」

6　「その母親は娘の成功にとても満足していた」< be pleased with ～ >「～に満足している」

7　「ショウヘイは世界中の人々の記憶に残る野球選手になりたいと思っている」
remembered 以下をつなぐことができるのは(B)か(C)の関係代名詞節。関係代名詞は先行詞を受ける代名詞の働きをしており、関係代名詞を通常の人称代名詞と置き換えれば普通の文が出来あがる。ここで who を先行詞 a baseball player を受ける he と置き換えると he is remembered by people all around the world. で文が完成する。よって(C)が正解。

8　「どうやら嵐になりそうだ」
< look as if S V… >「まるで…のようだ」「どうやら…のようだ」as if の後ろは仮定法だけでなく、この問題文のように直接法も使える。

9　「やってみなけりゃ分からない」
後ろに SV が来るため前置詞である(C)は不可。それ以外の選択肢は接続詞で、文法的には可能だが、意味が通じるのは(A)のみ。unless「～で無い限り」「～でなければ」

10　「彼は子育てとなると、とても協力的だ」< when it comes to ～ ing >「～するとなると」

11　「私たちは 3 月に会議を開く予定だ」「X 月に」という時は前置詞は in を持ちいる。

12　「私の試験結果は酷かった。良い成績が取れるようにもっと一所懸命努力すべきだったのに」< should have 過去分詞 >で「～すべきだったのに」という過去への後悔を表す。

13　「ソフィアはもっと他人に思いやりがあればいいのだが」
< be considerate of ～ >「～に対して思いやりがあ

る」

14 「私が大阪から名古屋までバスで行くのに5千円かからない」
< It costs (人) (金額) to do…>「(人)が…するのに(金額)がかかる」

Ⅲ

〔解答〕

1．(1)(E)　(2)(A)　(3)(F)　2．(4)(F)　(5)(B)　(6)(C)
3．(7)(B)　(8)(D)　(9)(G)　4．(10)(D)　(11)(G)　(12)(C)
5．(13)(D)　(14)(E)　(15)(G)

〔出題者が求めたポイント〕

語句整序

1．(完成文) I got caught in heavy traffic on my way home from work.
< get caught in ～>「～に巻き込まれる」< on A's way home >「Aの帰宅途中に」

2．(完成文) No sooner had I reached Tokyo than I heard the sound of an ambulance.
< S had no sooner 過去分詞 than S' 過去形>＝< No sooner had S 過去分詞 than S' 過去形>「Sが____するやいなやS'は____した」

3．(完成文) I want to find a job where I can make good use of my computer skills.
< make good use of ～>「～を十分に活用する」

4．(完成文) Yoga is often said to be healthier than any other exercise.
< S is said to be ～>「Sは～であると言われる」
<比較級 than any other 単数名詞>「他のどの____よりも____」

5．(完成文) To save money for a trip, I have to cut down on my living expenses.
< cut down on ～>「～を減らす、切り詰める」

Ⅳ

〔解答〕

1．(B)　2．(B)　3．(A)　4．(D)　5．(A)

〔出題者が求めたポイント〕

会話文　会話表現

1．
ケヴィン「タバコ吸ってもいいですか」
ミユキ「はっきり言うと、ダメです」
ケヴィン「ごめんなさい。あなたがタバコの煙にとても敏感なのを忘れていました」
(A)　いいですよ。
(B)　はっきり言ってダメです。
(C)　いいですよ。
(D)　余計なお世話だ。
mind は動詞で「いやがる、気にする」という意味。よって Do you mind if I ～?「～してもいいですか」は直訳すると「もし私が～したらあなたは嫌がりますか」という意味。よって「いいですよ」の場合は否定文で「気にしません」、「ダメです」の場合は肯定文で「いやです」となる。ここでは直後の発言から下線部は「ダメです」だと分かるので、「いやです」と言っている(B)が正解。(A)(C)は共に「嫌がりません」ということで「いいですよ」の意味になる。(D)は「余計なお世話だ」の意味の重要表現。

2．
生徒1「君はカナダ出身なんでしょ。私はカナダに行ったことがないなあ」
生徒2「私の家族はバンクーバーのビーチの近くに住んでるよ」
生徒1「ぜひともそこに行ってみたいなあ」
生徒2「ビーチで泳いだり散歩したりして本当に楽しいよ」
(A)　趣味は何ですか。
(B)　ぜひともそこに行ってみたいなあ。
(C)　戻った時は普段何してるの？
(D)　ビーチは家からどれくらいの距離ですか。

3．
ハナ「マオは来年、特別なプログラムで海外留学するそうだよ」
ユキ「来年まで行かないの？」
ハナ「そうだよ。それまでに英語力を磨かないといけない」
(A)　来年までは行かないの？
(B)　彼女はもう行ってしまったの？
(C)　久しぶりだったの？
(D)　彼女が行ってしまうことについてどう思う？

4．
生徒「キャンパスツアーに参加しようと思って来たのですが」
キャンパスガイド「申し訳ございませんが、学期の最初の週の間しかキャンパスツアーは行っていないんです」
生徒「本当ですか。残念だ。ぜひとも今日大学を見学したいと思っていたのですが」
(A)　いいですよ。向こうで待っていてください。
(B)　最初のツアーにはたった今行ってしまいました。でも次のツアーがすぐに出発します。
(C)　あいにく、まだ授業の登録はできません。
(D)　申し訳ございませんが、学期の最初の週の間しかキャンパスツアーは行っていないんです

5．
ソラ「今日博物館が閉館日だなんて信じられない」
ジム「土曜にかい？それは確かに変だな」
ソラ「いや、私の間違いだった。閉館日は月曜だ」
ジム「それでは行こう。あの展示を見たいんだよ」
(A)　いや、私の間違いだった。閉館日は月曜だ。
(B)　今日は私の24歳の誕生日だ。
(C)　私はかつてあの博物館でアルバイトをしていた。
(D)　君が博物館に行きたいだなんて信じられない。

V

〔解答〕

1．(D)　2．(A)

〔出題者が求めたポイント〕

広告の読み取り

1．「以下の情報のうち、広告に記載されていないのはどれか」

(A)　レストランの場所

(B)　食事の支払い方法

(C)　レストランが開いている日時

(D)　出される食事の種類

2．「以下の選択肢のどれが正しいか」

(A)　老人は木曜日には他の客よりもお金を払わない。

(B)　客は予約をする必要がある。

(C)　客はこのレストランで朝食を注文できる。

(D)　レストランは週末は閉店している。

〔和訳〕

ジョ　のレストラン

カリフォルニア州ロサンゼルスオーク通り 1234

毎日営業中

月曜日～金曜日：正午から午後 9 時まで

土曜日～日曜日：正午から午後 10 時まで

クリスマス(12 月 25 日)と正月(1 月 1 日)は閉店致します

御予約不要

お支払いは現金のみ

シニアの日(木曜日)：10%オフ

店内は禁煙

無料で配達致します

数 学

解答

31年度

I

問 1

ア	イ	ウ
1	2	4

エ	オ	カ	キ
1	7	2	4

ク	ケ	コ	サ
2	5	2	4

シ	ス	セ	ソ
4	1	2	4

問 2

タ	チ	ツ	テ	ト	ナ	ニ	ヌ
0	2	4	6	6	3	1	7

問 3

ネ	ノ	ハ	ヒ	フ	ヘ	ホ	マ
5	4	9	5	0	0	0	0

ミ	ム	メ	モ	ヤ
1	1	1	2	2

〔出題者が求めたポイント〕

問 1　三角関数

与式の両辺を 2 乗して，$\sin 4\theta$ の値を求める。

4θ の値の範囲から，4θ の値を求める。

$\sin 2\theta < \cos 2\theta$ でなければならないので，前の結果を吟味する。

問 2　対数関数

真数正より x の範囲を求める。①

$\log_a b = \dfrac{\log_c b}{\log_c a}$　より底を 2 にそろえる。

$x \neq 6$ なので，$x>6$ のとき，x の範囲を求める。②

$x<6$ のときの範囲を求める。③

①，②，③より答える。

問 3　確率

1000 人検査をして，病気にかかっている 1 人が 99%，残り 999 人が 1%。この確率を p とする。

1000 人検査をして，病気にかかっている人が病気にかかっているという結果がでる。この確率を p で割る。

〔解答のプロセス〕

問 1　$(\sin 2\theta - \cos 2\theta)^2 = \dfrac{1}{2}$

$1 - 2\sin 2\theta \cos 2\theta = \dfrac{1}{2}$　より　$\sin 4\theta = \dfrac{1}{2}$

$0 \leqq 4\theta < 8\pi$

よって，$4\theta = \dfrac{1}{6}\pi,\ \dfrac{5}{6}\pi,\ \dfrac{13}{6}\pi,\ \dfrac{17}{6}\pi,$

$\dfrac{25}{6}\pi,\ \dfrac{29}{6}\pi,\ \dfrac{37}{6}\pi,\ \dfrac{41}{6}\pi$

$\sin 2\theta < \cos 2\theta$　だから

$0 \leqq 2\theta < \dfrac{1}{4}\pi,\ \dfrac{5}{4}\pi < 2\theta < \dfrac{9}{4}\pi,\ \dfrac{13}{4}\pi < 2\theta < 4\pi$

より $0 \leqq \theta < \dfrac{3}{24}\pi,\ \dfrac{15}{24}\pi < \theta < \dfrac{27}{24}\pi,\ \dfrac{39}{24}\pi < \theta < 2\pi$

従って，$\theta = \dfrac{1}{24}\pi,\ \dfrac{17}{24}\pi,\ \dfrac{25}{24}\pi,\ \dfrac{41}{24}\pi$

問 2　真数正より　$x>0$　…①

また，$|x-6|>0$　より　$x \neq 6$

$\log_2 \dfrac{1}{2} = -1$　より　$\log_{\frac{1}{2}}|x-6| = -\log_2|x-6|$

$0<x<6$ のとき，

$\log_2 x + \log_2(6-x) \leqq 3$　より $\log_2 x(6-x) \leqq 3$

$-x^2+6x \leqq 2^3$　よって　$(x-2)(x-4) \geqq 0$

従って，$x \leqq 2,\ 4 \leqq x < 6$　…②

$6<x$ のとき，

$\log_2 x + \log_2(x-6) \leqq 3$　より $\log_2 x(x-6) \leqq 3$

$x^2-6x \leqq 2^3$　よって　$x^2-6x-8 \leqq 0$

従って，$6 < x \leqq 3+\sqrt{17}$　…③

①，②，③より

$0<x \leqq 2,\ 4 \leqq x < 6,\ 6 < x \leqq 3+\sqrt{17}$

問 3　病気にかかっているとの結果が出る確率

$\dfrac{1}{1000} \times \dfrac{99}{100} = \dfrac{99}{100000}$

$\dfrac{999}{1000} \times \dfrac{1}{100} = \dfrac{999}{100000}$

$\dfrac{99}{100000} + \dfrac{999}{100000} = \dfrac{1098}{100000} = \dfrac{549}{50000}$

病気にかかっているとの結果が出たとき，本当に病気にかかっている条件付き確率は

$$\dfrac{\dfrac{99}{100000}}{\dfrac{1098}{100000}} = \dfrac{99}{1098} = \dfrac{11}{122}$$

II

〔解答〕

問 1

ア	イ	ウ	エ	オ	カ	キ	ク	ケ	コ	サ
5	1	2	①	4	1	0	1	2	②	4

問 2

シ	ス	セ	ソ	タ	チ	ツ	テ	ト	ナ	ニ	ヌ
2	6	2	2	2	3	6	2	4	2	2	0

問 3

ネ	ノ	ハ	ヒ	フ	ヘ	ホ	マ	ミ	ム	メ	モ
2	1	6	2	3	1	1	5	7	1	6	3

〔出題者が求めたポイント〕

問 1　数列

$a_{n+1} = ra_n + p$ のとき，a_{n+1} と a_n を α とおきかえて，α を求めると，$(a_{n+1}-\alpha) = r(a_n-\alpha)$ と表せる。よって，$a_n - \alpha = (a_1-\alpha)r^{n-1}$

$\displaystyle\sum_{k=1}^{n} r^{k-1} = \dfrac{1-r^n}{1-r},\quad \sum_{k=1}^{n} C = Cn$

問 2　三角比，三角関数，ベクトル

$\sin(\alpha-\beta) = \sin\alpha\cos\beta - \cos\alpha\sin\beta$

$\cos(\alpha-\beta) = \cos\alpha\cos\beta + \sin\alpha\sin\beta$

より　$\sin\dfrac{\pi}{12},\ \cos\dfrac{\pi}{12}$ を求める。

$\mathrm{AB}\sin\angle\mathrm{ABC} = \mathrm{AC}\sin\angle\mathrm{BCA}$

$\mathrm{AB}\cos\angle\mathrm{ABC} + \mathrm{AC}\cos\angle\mathrm{BCA} = \mathrm{BC}\,(=2\sqrt{2})$

より，AB，AC を求める。

△ABC の外接円の半径を R，内接円の半径を r，面積を S とする。

$$\frac{\mathrm{AC}}{\sin\angle\mathrm{ABC}}=2R,\ S=\frac{1}{2}\mathrm{AB}\cdot\mathrm{BC}\sin\angle\mathrm{ABC}$$

$$S=\frac{1}{2}(\mathrm{AB}+\mathrm{BC}+\mathrm{AC})r$$

$$\cos\angle\mathrm{AOC}=\frac{\mathrm{OA}^2+\mathrm{OC}^2-\mathrm{AC}^2}{2\mathrm{OA}\cdot\mathrm{OC}}\ (\mathrm{OA}=\mathrm{OC}=R)$$

$$\overrightarrow{\mathrm{OA}}\cdot\overrightarrow{\mathrm{OC}}=|\overrightarrow{\mathrm{OA}}||\overrightarrow{\mathrm{OC}}|\cos\angle\mathrm{AOC}$$

$\overrightarrow{\mathrm{OB}}\cdot\overrightarrow{\mathrm{OC}}$ も同様に求める。

問 3　微分積分

$y=f(x)$ の $x=t$ における接線の方程式は，

$$y=f'(t)(x-t)+f(t)$$

これが $(3,\ -5)$ を通ることより，t を求めて，接点の x 座標，t_1，t_2 が分かる。　$(t_1<t_2)$

$$g_1(x)=f'(t_1)(x-t_1)+f(t_1)$$

$g_2(x)=f'(t_2)(x-t_2)+f(t_2)$ とすると，面積は，

$$\int_{t_1}^{3}\{f(x)-g_1(x)\}dx+\int_{3}^{t_2}\{f(x)-g_2(x)\}dx$$

〔解答のプロセス〕

問 1　$2\alpha=\alpha-4$ とすると，$\alpha=-4$

よって，$a_{n+1}-(-4)=\frac{1}{2}\{a_n-(-4)\}$

$$a_1+4=1+4=5$$

$$a_n+4=5\left(\frac{1}{2}\right)^{n-1}\quad \text{よって，}a_n=5\left(\frac{1}{2}\right)^{n-1}-4$$

$$S_n=\sum_{k=1}^{n}\left\{5\left(\frac{1}{2}\right)^{k-1}-4\right\}=5\cdot\frac{1-\left(\frac{1}{2}\right)^n}{1-\frac{1}{2}}-4n$$

$$=10\left\{1-\left(\frac{1}{2}\right)^n\right\}-4n$$

問 2　$\sin\frac{\pi}{12}=\sin\left(\frac{\pi}{4}-\frac{\pi}{6}\right)$

$$=\sin\frac{\pi}{4}\cos\frac{\pi}{6}-\sin\frac{\pi}{6}\cos\frac{\pi}{4}$$

$$=\frac{1}{\sqrt{2}}\cdot\frac{\sqrt{3}}{2}-\frac{1}{2}\cdot\frac{1}{\sqrt{2}}=\frac{\sqrt{6}-\sqrt{2}}{4}$$

$$\cos\frac{\pi}{12}=\cos\left(\frac{\pi}{4}-\frac{\pi}{6}\right)$$

$$=\cos\frac{\pi}{4}\cos\frac{\pi}{6}+\sin\frac{\pi}{4}\sin\frac{\pi}{6}$$

$$=\frac{1}{\sqrt{2}}\cdot\frac{\sqrt{3}}{2}+\frac{1}{\sqrt{2}}\cdot\frac{1}{2}=\frac{\sqrt{6}+\sqrt{2}}{4}$$

$\mathrm{AB}=x$，$\mathrm{AC}=y$ とする。

$$\frac{1}{2}x=\frac{\sqrt{6}-\sqrt{2}}{4}y,\ \frac{\sqrt{3}}{2}x+\frac{\sqrt{6}+\sqrt{2}}{4}y=2\sqrt{2}$$

$$\sqrt{3}\,\frac{\sqrt{6}-\sqrt{2}}{4}y+\frac{\sqrt{6}+\sqrt{2}}{4}y=2\sqrt{2}$$

よって，$\sqrt{2}y=2\sqrt{2}$　より　$y=2$

$$\frac{1}{2}x=\frac{\sqrt{6}-\sqrt{2}}{2}\quad \text{より}\quad x=\sqrt{6}-\sqrt{2}$$

△ABC の外接円の半径を R，内接円の半径を r とし，△ABC の面積を S とする。

$$\frac{2}{\sin\frac{\pi}{6}}=2R\quad \text{より}\quad R=2$$

$$S=\frac{1}{2}(\sqrt{6}-\sqrt{2})\cdot2\sqrt{2}\cdot\frac{1}{2}=\sqrt{3}-1$$

$$\frac{1}{2}(2+\sqrt{6}-\sqrt{2}+2\sqrt{2})r=\sqrt{3}-1$$

$$r=\frac{2(\sqrt{3}-1)}{2+\sqrt{6}+\sqrt{2}}\cdot\frac{(2+\sqrt{2}-\sqrt{6})}{(2+\sqrt{2}-\sqrt{6})}$$

$$=\frac{2(2\sqrt{3}+\sqrt{6}-3\sqrt{2}-2-\sqrt{2}+\sqrt{6})}{4+4\sqrt{2}+2-6}$$

$$=\frac{\sqrt{6}+\sqrt{3}-1-2\sqrt{2}}{\sqrt{2}}$$

$$=\frac{2\sqrt{3}+\sqrt{6}-\sqrt{2}-4}{2}$$

$$\mathrm{OA}=\mathrm{OB}=\mathrm{OC}=R=2$$

$$\mathrm{AC}=2,\ \mathrm{BC}=2\sqrt{2}$$

$$\cos\angle\mathrm{AOC}=\frac{2^2+2^2-2^2}{2\cdot2\cdot2}=\frac{4}{8}=\frac{1}{2}$$

$$\overrightarrow{\mathrm{OA}}\cdot\overrightarrow{\mathrm{OC}}=2\times2\times\frac{1}{2}=2$$

$$\cos\angle\mathrm{BOC}=\frac{2^2+2^2-(2\sqrt{2})^2}{2\cdot2\cdot2}=0$$

$$\overrightarrow{\mathrm{OB}}\cdot\overrightarrow{\mathrm{OC}}=2\times2\times0=0$$

問 3　放物線 C と接線との接点の x 座標を t とする。

放物線 $C：y'=2x-4$

接線：$y=(2t-4)(x-t)+t^2-4t+2$

よって，$y=(2t-4)x-t^2+2$

これが $(3,\ -5)$ を通るので

$$-5=3(2t-4)-t^2+2\quad \text{より}\quad t^2-6t+5=0$$

$$(t-1)(t-5)=0\quad \text{従って，}t=1,\ 5$$

$t=1$ のとき，

$$l_1：y=(2-4)x-1+2=-2x+1$$

$$y=-2+1=-1\qquad \text{接点}(1,\ -1)$$

$t=5$ のとき，

$$l_2：y=(10-4)x-25+2=6x-23$$

$$y=30-23=7\qquad \text{接点}(5,\ 7)$$

$1<x<3$ では，

$$x^2-4x+2-(-2x+1)=x^2-2x+1$$

$3<x<5$ では，

$$x^2-4x+2-(6x-23)=x^2-10x+25$$

$$\int_1^3(x^2-2x+1)dx+\int_3^5(x^2-10x+25)dx$$

$$=\left[\frac{x^3}{3}-x^2+x\right]_1^3+\left[\frac{x^3}{3}-5x^2+25x\right]_3^5$$

$$=3-\frac{1}{3}+\frac{125}{3}-39=\frac{16}{3}$$

化学

解答　31年度

推　薦

I

〔解答〕

問 1 NO：h　NO_2：j　NH_3：c
問 2 ア 4　イ 4　ウ 4　エ 6　オ 8　カ 7
問 3 キ k　ク b　ケ m　コ f
問 4 a 6　b 3　c 1　d 5
問 5 a 5　b 5　　問 6 a 3　b 7　c 4

〔出題者が求めたポイント〕

窒素化合物の反応式，酸化数，性質，熱化学，生成量

〔解答のプロセス〕

問 1　NO：$x+(-2)=0$　　$x=+2$
　　NO_2：$x+(-2)\times 2=0$　　$x=+4$
　　NH_3：$x+(+1)\times 3=0$　　$x=-3$

問 2 (1)　H の数より イ＝4，O の数より ア＝4，N の数より ウ＝4
(2)　H の数より オ＝8，O の数より エ＝6，N の数より カ＝7

問 3　ク NO_2 は赤褐色，有色の気体の代表例。
ケ, コ NO_2 は銅と濃硝酸の反応で発生させる。

$$Cu+4HNO_3 \longrightarrow Cu(NO_3)_2+2H_2O+2NO_2$$

カ NO_2 は水に溶け，空気より重いので下方置換で捕集する。

問 4　生成物の結合エネルギーの総和－反応物の結合エネルギーの総和＝反応熱　より

$$\overset{N-O}{x}\,[kJ/mol]\times 2\,mol - (\overset{N\equiv N}{945\,kJ/mol}\times 1\,mol+\overset{O=O}{498\,kJ/mol}\times 1\,mol) = -180\,kJ$$

$$x=631.5\,[kJ/mol]$$

問 5　水溶液中の尿素は

$$1.1\,g/cm^3\times 500\,mL\times\frac{30}{100}=165\,g$$

尿素（分子量 60.0）1 mol からアンモニア 2 mol が生じるから　$\dfrac{165\,g}{60.0\,g/mol}\times 2=5.5\,mol$

問 6　NO は $\dfrac{330\times 10^{-3}\,g}{30\,g/mol}=0.011\,mol$

NO_2 は $\dfrac{506\times 10^{-3}\,g}{46\,g/mol}=0.011\,mol$

NO 0.011 mol と NO_2 0.011 mol の反応で NH_3 は 0.022 mol 消費されるから

$$17.0\,g/mol\times 0.022\,mol=0.374\,g=374\,mg$$

II

〔解答〕

問 1 ア a　イ b　ウ d　エ c
問 2　電解槽 A：b，電解槽 B：a，電解槽 C：c
問 3 陽極：b　陰極：c　　問 4 陽極：b　陰極：d
問 5 a 3　b 2　　問 6 b

〔出題者が求めたポイント〕

電気分解

〔解答のプロセス〕

問 1　電気分解のとき外部電源の正極とつながった電極を陽極，負極とつながった電極を陰極という。陽極では電子が吸い上げられるので電子を失う反応すなわち酸化反応が起こり，陰極では電子が押し込まれるので電子を受取る反応すなわち還元反応が起こる。

問 2　各電極の反応を示すと次の通り。

a 硝酸銀水溶液
　陽極　$2H_2O \longrightarrow O_2+4H^++4e^-$
　陰極　$Ag^++e^- \longrightarrow Ag$

b 水酸化ナトリウム水溶液
　陽極　$4OH^- \longrightarrow O_2+2H_2O+4e^-$
　陰極　$2H_2O+2e^- \longrightarrow H_2+2OH^-$

c 硫酸銅(II)水溶液
　陽極　$2H_2O \longrightarrow O_2+4H^++4e^-$
　陰極　$Cu^{2+}+2e^- \longrightarrow Cu$

(i) a 液，c 液では陰極で金属の単体が析出するので質量が増加するが，b 液では H_2O の分解なので電極の質量の変化はない ⟶ 電解槽 A は b 液

(ii) a 液では電子 1 mol で Ag 1 mol＝108.0 g が析出し，c 液では電子 1 mol で Cu 1/2 mol＝63.5/2 g が析出するので，質量増加量は a 液の方が大きい。よって電解槽 B は a 液，電解槽 C は c 液である。

問 3, 4　問 2 の各極の反応式参照。

問 5　流れた電子は　$\dfrac{2.0\,A\times 4825\,s}{9.65\times 10^4\,C/mol}=0.10\,mol$

電子 2 mol が流れると Cu 1 mol が析出するので，析出した Cu は 0.050 mol。

$$63.5\,g/mol\times 0.050\,mol=3.175\fallingdotseq 3.2\,g$$

問 6　a 液，c 液では金属イオンが電子を受取るので H^+，OH^- の増減はないが，b 液では OH^- が生じるので溶液は次第に塩基性に変化する。

III

〔解答〕

問 1 1 d　2 b　3 g　4 e　5 a
問 2 a　　問 3 a 3　b 4　c 3　d 2
問 4 a　　問 5 e

〔出題者が求めたポイント〕

銀とその化合物

〔解答のプロセス〕

問 1　(i) $2Ag+H_2S \longrightarrow Ag_2S$ 1（黒）$+H_2$
　(ii) $2Ag^++2OH^- \longrightarrow Ag_2O$ 2（褐）$+H_2O$

(iii) $Ag_2O + H_2O + 4NH_3$
$\longrightarrow 2[Ag(NH_3)_2]^+$ 3（無）$+ 2OH^-$
(iv) $Ag^+ + Cl^- \longrightarrow AgCl$ 4（白）
$AgCl + 2NH_3 \longrightarrow [Ag(NH_3)_2]^+$ 3 $+ Cl^-$
(v) $2Ag^+ + CrO_4{}^{2-} \longrightarrow Ag_2CrO_4$ 5（赤褐）

問 2　Al は Ag よりイオン化傾向がかなり大きいので，Ag_2S の Ag（Ag^+）を還元して Ag の単体に戻し，自身は酸化されて $Al(OH)_3$ になる。
$3Ag_2S + 2Al \longrightarrow Al_2S_3 + 6Ag$
$Al_2S_3 + 6H_2O \longrightarrow 2Al(OH)_3 + 3H_2S$

問 3　希硝酸は酸化剤，銀は還元剤。
$HNO_3 + 3H^+ + 3e^- \longrightarrow 2H_2O + NO$　…①
$Ag \longrightarrow Ag^+ + e^-$　…②
①＋②×3　より
$3Ag + HNO_3 + 3H^+ \longrightarrow 3Ag^+ + 2H_2O + NO$
変化しなかった $3NO_3{}^-$ を両辺に加え整理すると
$3Ag + 4HNO_3 \longrightarrow 3AgNO_3 + 2H_2O + NO$

問 4　アンモニア性硝酸銀水溶液にアルデヒド RCHO を加えて温めると，溶液中の銀イオンが還元され，単体の銀が器壁に鏡のように析出する。この反応を銀鏡反応という。
$RCHO + 2[Ag(NH_3)_2]^+ + 3OH^-$
$\longrightarrow RCOO^- + 4NH_3 + 2H_2O + 2Ag$

問 5　AgCl の沈殿は白色である。

IV

〔解答〕

問 1 d　問 2 a 5　問 3 b, d　問 4 f
問 5 b
問 6 ア a　イ d　ウ h　エ a　オ f　カ d　キ g

〔出題者が求めたポイント〕

芳香族化合物の推定

〔解答のプロセス〕

分子式 $C_8H_8O_2$ のベンゼン環をもつエステルの考えられる構造とその構成カルボン酸とアルコールまたはフェノールを列挙すると次のようになる。

(ア) $CH_3COO-C_6H_5$　(イ) CH_3COOH　(ウ) C_6H_5-OH

(カ) $HCOOCH_2-C_6H_5$　(キ) HCOOH　(ク) 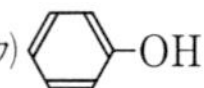

(サ) *o*−, *m*−, *p*−$HCOOC_6H_4CH_3$
(シ) HCOOH　(ス) *o*−, *m*−, *p*−$CH_3C_6H_4OH$

(タ) $C_6H_5-COOCH_3$　(チ) 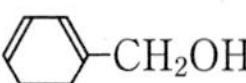　(ツ) CH_3OH

実験 I　C からはフェノールが得られたから C は(ア)酢酸フェニル，H は(イ)酢酸である。
E と G は中性物質なので，加水分解生成物がともに酸性物質である(サ)ギ酸クレシルは除かれる。

実験 II　D, F, H は炭酸水素ナトリウムと反応するからカルボン酸である。

実験 III, IV　酸化によりカルボン酸 D, F を生じるのはアルコール。(ツ) CH_3OH は硫酸酸性二クロム酸カリウムで酸化されて HCOOH になる。
(ツ) $CH_3OH \longrightarrow$ (キ) HCOOH　よって E は(ツ)メタノール，A は(タ)安息香酸メチル，D は(チ)安息香酸である。
(ク) $C_6H_5-CH_2OH$ は過マンガン酸カリウムで酸化され D の安息香酸になる。よって G は(ク)ベンジルアルコール，B は(カ)ギ酸ベンジル，F は(キ)ギ酸である。

問 1　E はアルコール，F はカルボン酸であるから，酸性の強さの順は　F ＞ フェノール ＞ E　である。

問 2　G（$C_6H_5-CH_2OH$）の構造異性体には，一置換体の $C_6H_5-OCH_3$ アニソール，二置換体の *o*−, *m*−, *p*−$CH_3C_6H_4OH$ クレゾールがある。

問 3　a フェノールには還元性はない。
b 正　フェノールの特性反応である。
c フェノールではなく，アニリンの反応である。
d 正　2, 4, 6−トリブロモフェノールが生じる。

$C_6H_5OH + 3Br_2 \longrightarrow C_6H_2Br_3OH$（2, 4, 6−トリブロモフェノール）$+ 3HBr$

問 4　カルボン酸は炭酸より強いので，炭酸水素ナトリウムと反応して二酸化炭素を発生する。
$RCOOH + NaHCO_3 \longrightarrow RCOONa + H_2O + CO_2$

問 5　F はギ酸である。

問 6　A $C_6H_5-CO-OCH_3$（↑のところで切ればよい）
（ベンゼン環−CO 間，CO−OCH₃ 間に↑）
C ベンゼン環は左端にくるから
$C_6H_5-O-CO-CH_3$
（ベンゼン環−O 間，O−CO 間，CO−CH₃ 間に↑）

平成30年度

問　題　と　解　答

英　語

問題

30年度

A日程

I 次の英文を読み，設問に答えなさい。（38点）

1　Young people today are never unconnected. Mobile technology has given us phones that have almost become part of our bodies. Today's youth are the first <u>generation</u>(1) to grow up in an always-connected world. This is a <u>huge</u>(2) difference from their parents' generation.

2　One <u>unique</u>(3) characteristic of today's social networks is their real-time, ever-present nature. Whether it is during class, lunchtime or when doing homework, many young people are aware when a new message comes in. Some even sleep with their mobile phone beside their pillow so they can check their networks and <u>respond</u>(4) in the middle of the night.

3　There are several reasons for this super connectivity. Teenagers are building a personal identity. Social networks with friends are <u>ideal</u>(5) platforms for seeking an identity. Another reason is related to the new culture of participation. Groups of friends play games or share information such as music, photos and videos. They often mix the information together in <u>a creative</u>(6) way, such as using stickers. Thus, people can share with their group members using the new technology. A third reason is related to the need to belong to a group, which is very important in Japanese culture.

4 Naturally being connected all the time also has its $_{(7)}$ disadvantages. Some youths become $_{(8)}$ addicted to their phones and networks. Hearing the sound or feeling the vibration of an incoming message becomes almost like a drug and they sometimes ignore their studies. Also, because most people post only good things about themselves, it is easy to become depressed seeing everyone always having a good time.

5 There are also physical health $_{(9)}$ concerns associated with constantly using mobile phones. Staring down at a small screen for hours can be hard on the eyes and the neck. Moreover, if you are always sitting down using your phone, you are unlikely to get enough exercise.

6 Finally, although today's parents complain about young people using their phones too much, they may have forgotten about their own behavior when they were young. At that time, their own parents may have complained about them watching too much TV and talking too long on the phone. Therefore, in one sense, today's connected youth are actually not so different from their parents. However, in those days, when they hung up the phone, the connection was cut.

(Source: *Portraits of Japan*, Cengage Learning, 2017)

問1　下線部(1)〜(9)の語の文中での意味として最も適切なものを，(A)〜(D)の中から一つ選びなさい。

(1) (A) nationality　(B) level
(C) online shoppers　(D) age group

(2) (A) vast　(B) serious　(C) brief　(D) frank

(3) (A) sensitive　(B) distinctive　(C) credible　(D) affordable

(4) (A) imply　(B) purchase　(C) read　(D) reply

(5) (A) entire　(B) definite　(C) perfect　(D) accurate

(6) (A) an imaginative　(B) an everyday
(C) a positive　(D) a misleading

(7) (A) demerits　(B) prayers　(C) profits　(D) characteristics

(8) (A) exhausted by　(B) appointed by
(C) familiar with　(D) dependent on

(9) (A) connections　(B) allowances　(C) worries　(D) funds

問2　(1)〜(5)の下線部に入る最も適切なものを，(A)〜(D)の中から一つ選びなさい。

(1) According to paragraphs 1 and 2, ＿＿＿＿＿＿＿＿＿＿.

(A) parents feel connected with their children whenever they talk with one another
(B) young people are in constant contact with each other via mobile devices
(C) young people always feel a sense of familiarity toward their parents' generation
(D) young people only check their email during the day

(2) According to paragraph 3, ＿＿＿＿＿＿＿＿＿＿.

(A) young people prefer not to find friends on social networking websites
(B) young people share information online to create an identity
(C) young people like sharing new technology with their parents
(D) belonging to a group is not really a part of the culture in Japan

(3) According to paragraph 4, one of the disadvantages with being connected all the time is that ________________________.

(A) an Internet connection costs a lot of money

(B) young people will become addicted to drugs

(C) your friends will not answer your messages

(D) young people may feel unhappy about their own lives

(4) According to paragraph 5, if you spend a lot of time using a mobile phone, ________________________.

(A) the small screen may damage your eyesight

(B) you will not need to exercise your arms

(C) it will be easy to finish your work

(D) you will get more than enough exercise

(5) According to paragraph 6, ________________________.

(A) older people are very satisfied with the way younger people live their lives

(B) when parents were young, they did not have any communication tools

(C) a generation ago, young people spent a lot of time watching TV

(D) a generation ago, young people didn't have to connect with their parents

Ⅱ 1～16の英文の空所に入る最も適切なものを，(A)～(D)の中から一つ選びなさい。(32点)

1．The chairperson proposed that the meeting ＿＿＿＿＿＿ until the following week.

(A) be put off　(B) may be taken off
(C) call off　(D) may put off

2．Rikako and I ＿＿＿＿＿＿ each other for ten years since we were in elementary school.

(A) know　(B) knew　(C) have known　(D) will know

3．Do they know exactly ＿＿＿＿＿＿ the fire broke out?

(A) who　(B) what　(C) which　(D) when

4．His mother asked him ＿＿＿＿＿＿ yelling.

(A) to be stopped　(B) stopped　(C) to stop　(D) stop

5．He was ＿＿＿＿＿＿ to find I was there and asked me how I got in.

(A) surprises　(B) surprised　(C) surprise　(D) surprising

6．At dinner, my father always told me that I should not talk ＿＿＿＿＿＿ my mouth full.

(A) as　(B) for　(C) with　(D) by

7．Osaka is ＿＿＿＿＿＿ that visitors from other countries may easily get lost.

(A) much big　(B) as big as　(C) bigger　(D) so big

8．I didn't expect you to ＿＿＿＿＿＿ here so early!

(A) back up　(B) put up　(C) stay up　(D) show up

9．You ＿＿＿＿＿＿ use my towel, if you like.

(A) did　(B) should have　(C) had to　(D) can

10. Rice prices jumped by 15% last year, ______________ bread prices stayed almost the same.

(A) in spite of (B) during (C) while (D) unless

11. ______________ should be moved out of the room.

(A) One of the furnitures (B) A furniture

(C) Some furnitures (D) None of the furniture

12. You should read her autobiography to learn how ______________ she was in business.

(A) successful (B) success (C) succeeded (D) successive

13. I will never buy that new phone. It is ______________ than the one I have now.

(A) not the best (B) very good (C) as good (D) no better

14. When she saw the fire, she got her kids out of the room and told her husband to ______________.

(A) put it out (B) drop it off (C) take it out (D) set it off

15. Stop rubbing your eyes ______________ and please go and talk to your doctor.

(A) fortunately (B) immediately

(C) appropriately (D) approximately

16. The antique vase is estimated to be ______________ $10,000.

(A) worth (B) price (C) value (D) rate

Ⅲ　1～5の日本文と同じ意味になるように，(A)～(G)の語句を並べ替えて英文を完成させ，（ 1 ）～（ 15 ）の空所に入るものを記号で答えなさい。ただし，文頭に来る語句も小文字で表記してあります。(15点)

1．警察はその事故がどのように起こったかについては何の説明もしませんでした。

(　　)(1)(　　)(2) about (　　)(3)(　　).

(A) give us　(B) any explanation　(C) how
(D) had occurred　(E) the accident　(F) the police　(G) did not

2．外国に行ったら，できるだけ多くの友達を作るようにしましょう。

When you go abroad, (4)(　　)(　　)(5)(　　)(6)(　　) can.

(A) to　(B) try　(C) as　(D) as many
(E) make　(F) you　(G) friends

3．その本が絶版だったので，定価の3倍を支払って手に入れざるをえませんでした。

Because the book was out of print, (　　)(　　)(7)(　　)(8)(9)(　　) a copy of it.

(A) times　(B) I had　(C) the　(D) three
(E) to pay　(F) to get　(G) regular price

4．大学で学んだことの多くが今大いに私の役に立っています。

(10)(　　)(　　)(11) is now (　　)(12)(　　).

(A) useful to　(B) at university　(C) what　(D) me
(E) extremely　(F) I learned　(G) much of

5．もしあなたが私の生徒だったら，あなたの功績を誇りに思うでしょう。

If (　　)(13)(　　), (　　)(14)(　　)(15) achievement.

(A) I would　(B) your　(C) my student　(D) were
(E) you　(F) of　(G) be proud

Ⅳ 1～5の会話の空所に入る最も適切なものを，(A)～(D)の中から一つ選びなさい。(15点)

1. Tom: I'm sorry I'm late.
   Kelly: That's OK. Don't worry.
   Tom: So, are we going out for dinner?
   Kelly: Sure, but my friend wants to come too. Is that OK with you?
   Tom: No problem! ______________

   (A) The more the merrier.
   (B) The sooner the better.
   (C) The quicker the better.
   (D) The fewer the merrier.

2. Chie: I think I'll join the book club.
   Rachel: What's a book club?
   Chie: It's where people read the same book and then get together to discuss it.
   Rachel: ______________ I want to join too.
   Chie: Sure. Let's go together.

   (A) You should've joined another club.
   (B) What's the name of the school?
   (C) It sounds like fun.
   (D) Please offer my apology to the other members.

3. Wife: I think I'll go to the hairdresser's tomorrow.

Husband: ______________________

Wife: That was for coloring. Now I need a haircut.

Husband: Are you sure you need it? You look fine to me.

(A) Do you have enough time to go?

(B) I think I need a haircut too.

(C) Again? Didn't you just go the other day?

(D) Why don't you get a perm?

4. Barbara: I hear there's a new mall opening next year.

Ken: I hope it has a movie theater.

Barbara: ______________________

Ken: Perfect. Then we won't have to go downtown anymore.

(A) I thought you hated movies.

(B) I just love watching live music.

(C) We need a new school more than a mall.

(D) It's supposed to have a theater and a bowling alley.

5. Dakota: Are you taking any art classes this year?

Naomi: ______________________

Dakota: Really? What instrument are you going to play?

Naomi: I haven't decided yet.

(A) Yes, I'm really looking forward to it.

(B) No, I don't have time to study art.

(C) Yes, I love to play music.

(D) No, but I might take a music class.

数 学

問題

30年度

A日程

I 次の問1～問4の空欄 (ア) ～ (ト) に当てはまる整数を0～9から1つ選び，該当する解答欄にマークせよ。ただし分数は既約分数で表せ。(40点)

問1．方程式 $x^2+3|x+1|-|x-2|=0$ の実数解は

$$x=-\boxed{(ア)}+\sqrt{\boxed{(イ)}},\quad \boxed{(ウ)}-\sqrt{\boxed{(エ)}}$$

である。

問2．関数 $f(x)=2\cos^2 x-2\sin x\cos x$ は

$$f(x)=\sqrt{\boxed{(オ)}}\sin\left(\boxed{(カ)}x+\frac{\boxed{(キ)}}{\boxed{(ク)}}\pi\right)+\boxed{(ケ)}$$

のように変形できる。したがって $y=f(x)$ のグラフは $y=\sqrt{\boxed{(オ)}}\sin\left(\boxed{(カ)}x\right)$ のグラフを x 軸方向へ $-\dfrac{\boxed{(コ)}}{\boxed{(サ)}}\pi$，$y$ 軸方向へ $\boxed{(ケ)}$ だけ平行移動したものと一致する。

問3．$3x+5y=76$ を満たす整数解 $(x,\ y)$ のうち，それらの積 xy の最大値は $\boxed{(シ)}\boxed{(ス)}$ である。

問4．袋Aには白玉3個，赤玉5個の8個の玉が，袋Bには白玉4個，赤玉3個の7個の玉が入っている。袋Aから2個取り出した玉を袋Bへ入れ，入っている玉が9個となった袋Bから1個の玉を取り出すとき，取り出した玉が赤玉である確率は $\dfrac{\boxed{(セ)}\boxed{(ソ)}}{\boxed{(タ)}\boxed{(チ)}}$ である。

また，取り出した玉が赤玉であるとき，その玉が袋Aに入っていた玉である確率は

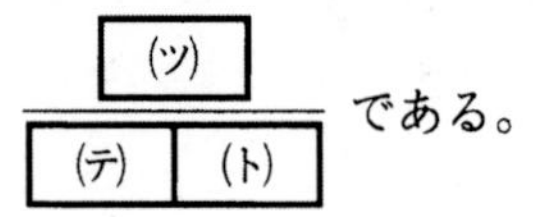

である。

Ⅱ 次の問 1 〜問 3 の空欄 (ア) 〜 (ヤ) に当てはまる整数を 0 〜 9 から 1 つ選び，該当する解答欄にマークせよ。ただし，分数は既約分数で表し，問 3 の (ト) 〜 (ヒ) では当てはまるものを【 (ト) 〜 (ヒ) の選択肢】から 1 つ選び，その番号を解答欄にマークせよ。

(60点)

問 1．$a > 0$，$b > 0$ のとき，

$$\left(\frac{a}{4} + \frac{1}{b}\right)\left(\frac{9}{a} + b\right) \geqq \frac{\boxed{(ア)}\boxed{(イ)}}{\boxed{(ウ)}}$$

が成り立つ。特に等号が成り立つのは $ab = \boxed{(エ)}$ のときである。

問 2．円に内接する四角形 ABCD において，$AB = BC = \sqrt{2}$，$CD = 3 + \sqrt{3}$，

$DA = 2 + 2\sqrt{3}$ であるとき，$\angle ABC = \dfrac{\boxed{(オ)}}{\boxed{(カ)}}\pi$ であり，四角形 ABCD の面積は

$\dfrac{\boxed{(キ)} + \boxed{(ク)}\sqrt{\boxed{(ケ)}}}{\boxed{(コ)}}$ である。また，四角形 ABCD が内接する円の半径は

$\sqrt{\boxed{(サ)}} + \boxed{(シ)}$ であり，その円の中心を O とすると，

$\overrightarrow{OA} \cdot \overrightarrow{OC} = \sqrt{\boxed{(ス)}} + \boxed{(セ)}$ である。

問3．3次関数 $y = x^3 - 6x^2 + 9x + 5$ の導関数は $y' =$ [(ソ)] $\left(x^2 -\right.$ [(タ)] $x +$ [(チ)] $\left.\right)$

であり，増減表は次のようになる。

x	…	(ツ)	…	(テ)	…
y'	(ト)	0	(ナ)	0	(ニ)
y	(ヌ)	(ネ)	(ノ)	(ハ)	(ヒ)

したがって，この関数の極大値は [(フ)] ，極小値は [(ヘ)] である。

また，この関数のグラフ上の点 P $\left(4,\right.$ [(ホ)] $\left.\right)$ における接線 l の方程式は

$l : y =$ [(マ)] $x -$ [(ミ)(ム)]

であり，l と3次関数のグラフで囲まれる部分の面積は [(メ)(モ)(ヤ)] である。

【[(ト)] ～ [(ヒ)] の選択肢】

⓪ 0　① ＋　② －　③ ↗　④ ↘　⑤ 極大値　⑥ 極小値

化 学

問題

30年度

A日程

解答にあたって必要ならば，次の数値を用いよ。

原子量　H = 1.0，C = 12.0，N = 14.0，O = 16.0，K = 39.0

気体定数　$R = 8.30 \times 10^3$ Pa・L/(K・mol)

Ⅰ　次の文を読み，問1～7に答えよ。(25点)

カリウムは，原子番号 ア の金属元素であり，アルカリ金属に分類される。カリウム原子の電子は，K殻に イ 個，L殻に ウ 個，M殻に エ 個，N殻に オ 個存在しており，一価の陽イオンになりやすい。カリウムイオンの電子配置は，希ガスの カ ，二価の陽イオンの キ ，一価の陰イオンの ク と同じである。

問1　ア ～ オ に該当する数字をそれぞれマークせよ。

問2　カ に該当する元素記号をa～fから選んでマークせよ。

a．Ar　　b．He　　c．Kr　　d．Ne　　e．Rn　　f．Xe

問3　キ および ク に該当するイオン式をそれぞれa～hから選んでマークせよ。

a．Ba^{2+}　　b．Br^-　　c．Ca^{2+}　　d．Cl^-

e．F^-　　f．I^-　　g．Mg^{2+}　　h．Sr^{2+}

問4　次の元素のうち，アルカリ金属に分類されるものをa～dからすべて選んでマークせよ。

a．Be　　b．H　　c．Li　　d．Na

問5　イオンの直径の大小関係として正しいものをa～fから選んでマークせよ。

a．$Mg^{2+} > K^+ > Ca^{2+}$　　b．$Mg^{2+} > Ca^{2+} > K^+$　　c．$K^+ > Mg^{2+} > Ca^{2+}$

d．$K^+ > Ca^{2+} > Mg^{2+}$　　e．$Ca^{2+} > Mg^{2+} > K^+$　　f．$Ca^{2+} > K^+ > Mg^{2+}$

問6　水酸化カリウム1.40 gを正確にはかりとり，水を加えて完全に溶解し，全量を正確に500 mLとした。この水酸化カリウム水溶液の25℃におけるpHを a b . c と表すとき，a～cに該当する数字をそれぞれマークせよ。ただし，25℃における水のイオン積は 1.0×10^{-14} $(mol/L)^2$，水酸化カリウムの電離度は1.0とし，log2 = 0.30とする。

問７　水酸化カリウムは，塩化カリウム水溶液の電気分解によって得られる。電極に炭素棒を用いて塩化カリウム水溶液を電気分解したとき，陽極および陰極にみられる現象として最も適するものをａ～ｅからそれぞれ選んでマークせよ。

ａ．塩素が発生する。

ｂ．塩化水素が発生する。

ｃ．カリウムが析出する。

ｄ．水素が発生する。

ｅ．酸素が発生する。

Ⅱ 次の文を読み，問 1 ～ 7 に答えよ。(25点)

塩素は，常温，常圧において ア 色の気体であり，実験室では図のような装置で発生させることができる。丸底フラスコ **A** に 1 を入れ，加熱しながら濃塩酸を滴下して塩素を発生させ，2 を入れたガス洗浄びん **B** および 3 を入れたガス洗浄びん **C** を通した後，イ 置換によって捕集する。塩素は水に少し溶け，その一部は水と反応して次亜塩素酸と 4 を生じる。次亜塩素酸は水溶液中でのみ存在する弱酸であり，次亜塩素酸やその塩は，強い酸化力をもつので殺菌や漂白に利用される。市販の漂白剤は，水酸化ナトリウムの水溶液に塩素を吸収させたものである。

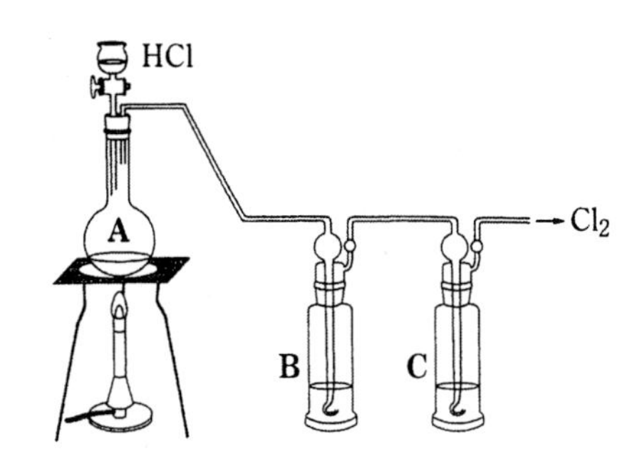

市販の漂白剤中の次亜塩素酸ナトリウムのモル濃度を求めるために，以下の操作を行った。

操作Ⅰ：漂白剤 20.0 mL を正確にはかりとり，水で希釈して正確に 200 mL にした。

操作Ⅱ：<u>操作Ⅰにより調製した希釈漂白剤 20.0 mL を正確にはかりとり，硫酸酸性にしたヨウ化カリウム水溶液を過剰量加えて反応させた。</u>

操作Ⅲ：操作Ⅱによって生成したヨウ素を 0.0500 mol/L チオ硫酸ナトリウム ($Na_2S_2O_3$) 水溶液で滴定したところ，40.0 mL 必要であった。

問 1 ア に該当する色を a ～ f から選んでマークせよ。

a．黄白　　b．黄緑　　c．赤褐　　d．淡黄　　e．淡緑　　f．無

問 2 イ に該当する塩素の捕集方法として最も適切なものを a ～ c から選んでマークせよ。

a．下方　　b．水上　　c．上方

問 3 1 ～ 4 に該当する化合物をそれぞれ a ～ i から選んでマークせよ。ただし，必要ならば繰り返し選んでよい。

a．亜塩素酸　　b．塩化水素　　c．塩化鉄(Ⅲ)
d．過塩素酸　　e．酸化マンガン(Ⅳ)　　f．濃硝酸
g．濃硫酸　　h．水　　i．硫酸銅(Ⅱ)

問４ 次の記述のうち，正しいものをａ～ｄからすべて選んでマークせよ。

ａ．フッ化水素水溶液に塩素水を加えると，F_2 が遊離する。

ｂ．臭化カリウム水溶液に塩素水を加えると，Br_2 が遊離する。

ｃ．臭化カリウム水溶液にヨウ素を加えると，Br_2 が遊離する。

ｄ．ヨウ化カリウム水溶液に臭素水を加えると，I_2 が遊離する。

問５ 下線部の反応は，次の化学反応式で表される。ａ～ｆに該当する数字をそれぞれマークせよ。

$$NaClO + \boxed{a}\,KI + \boxed{b}\,H_2SO_4 \longrightarrow \boxed{c}\,I_2 + \boxed{d}\,H_2O + \boxed{e}\,NaCl + \boxed{f}\,K_2SO_4$$

問６ 操作Ⅱにより発生したヨウ素の物質量を $\boxed{a}.\boxed{b} \times 10^{-\boxed{c}}$ mol と表すとき，ａ～ｃに該当する数字をそれぞれマークせよ。

ただし，チオ硫酸イオンの反応は，$2\,S_2O_3^{2-} \longrightarrow S_4O_6^{2-} + 2\,e^-$ で表される。

問７ 市販の漂白剤中の次亜塩素酸ナトリウムのモル濃度を $\boxed{a}.\boxed{b} \times 10^{-\boxed{c}}$ mol/L と表すとき，ａ～ｃに該当する数字をそれぞれマークせよ。

Ⅲ　次の文を読み，問1～8に答えよ。(28点)

①可逆反応が平衡状態にあるとき，その条件（濃度，圧力，温度など）を変化させると，条件変化の影響を和らげる向きに反応が進み，新たな平衡状態になる。

弱酸である酢酸の電離平衡は，式（1）で表される。

$$CH_3COOH \rightleftarrows H^+ + CH_3COO^- \quad \cdots\cdots\cdots (1)$$

この反応の電離定数を K_a と表すとき，K_a は式（2）で定義され，温度が一定ならば K_a の値は一定である。

$$K_a = \frac{[H^+][CH_3COO^-]}{[CH_3COOH]} \quad \cdots\cdots\cdots (2)$$

ここに，濃度の異なる3種の酢酸水溶液**X**～**Z**がある。**X**～**Z**に対して操作Ⅰ～Ⅲをそれぞれ行った。操作は温度一定（25℃）で行い，このときの酢酸の電離定数は 2.7×10^{-5} mol/Lであった。

操作Ⅰ：②酢酸水溶液**X**のpHを測定したところ，3.0であった。

操作Ⅱ：0.25 mol/Lの酢酸水溶液**Y** 100 mLに，0.30 mol/L水酸化ナトリウム水溶液100 mLを加えて混合した。

操作Ⅲ：0.40 mol/Lの酢酸水溶液**Z** 100 mLに，0.30 mol/L水酸化ナトリウム水溶液100 mLを加えて混合した。

問1　下線部①の法則または原理として最も適するものをa～fから選んでマークせよ。

a．アボガドロの法則　　b．ファントホッフの法則　　c．ボイル・シャルルの法則

d．ヘスの法則　　e．ヘンリーの法則　　f．ルシャトリエの原理

問2　式（1）の電離平衡に達した酢酸水溶液に次のア～ウの操作を行ったときにみられる変化に該当するものを，それぞれa～cから選んでマークせよ。ただし，必要ならば繰り返し選んでよい。

ア．固体のNaOHを加えて溶解させる。

イ．固体の酢酸ナトリウムを加えて溶解させる。

ウ．水を加えて体積を二倍にする。

a．平衡は右に移動する　　b．平衡は左に移動する　　c．平衡は移動しない

問3　C [mol/L] 酢酸水溶液の電離度をαとすると，式（2）のK_aは A で表される。A に該当する式をa～iから選んでマークせよ。

a．$C\alpha$　　b．$C\alpha^2$　　c．$\dfrac{\alpha^2}{1-\alpha}$

d．$\dfrac{C\alpha}{1-\alpha}$　　e．$\dfrac{C\alpha^2}{1-\alpha}$　　f．$\dfrac{C^2\alpha}{(1-\alpha)^2}$

g．$\dfrac{C\alpha^2}{(1-\alpha)^2}$　　h．$\dfrac{C(1-\alpha)}{\alpha}$　　i．$\dfrac{C(1-\alpha)^2}{\alpha}$

問4　酢酸水溶液を水で希釈したときの電離度αの変化について，適当なものをa～cから選んでマークせよ。ただし，希釈による温度変化はないものとする。

a．小さくなる　　b．変化しない　　c．大きくなる

問5　下線部②の酢酸の濃度（mol/L）に最も近い値をa～eから選んでマークせよ。

a．0.010　　b．0.016　　c．0.030　　d．0.038　　e．0.052

問6　操作Ⅱの混合液のpHを a b . c と表すとき，a～cに該当する数字をそれぞれマークせよ。ただし，25℃における水のイオン積は1.0×10^{-14} (mol/L)^2，水酸化ナトリウムの電離度は1.0とし，$\log 2 = 0.30$，$\log 3 = 0.48$とする。

問7　操作Ⅲの混合液中の分子形の酢酸と酢酸イオンの濃度比（[CH_3COOH]：[CH_3COO^-]）を最も簡単な整数比 a : b と表すとき，aおよびbに該当する数字をそれぞれマークせよ。

問 8　操作Ⅲの混合液の pH を $\boxed{a}.\boxed{b}$ と表すとき，a および b に該当する数字をそれぞれマークせよ。ただし，$\log 2 = 0.30$，$\log 3 = 0.48$ とする。

IV 次の文を読み，問１～７に答えよ。(22点)

ここに２つの解熱鎮痛成分アセチルサリチル酸とアセトアミノフェンを含む錠剤がある。この錠剤をすりつぶして粉末とし，以下の操作を行って各成分および錠剤基材*) を分離した。ただし，この分離操作により，各成分は化学的に変化しないものとする。

*) 錠剤基材：錠剤を成型するために加える添加剤

操作Ⅰ：すりつぶした錠剤の粉末にジエチルエーテルを加えてよく攪拌した後，ろ過し，ろ液と不溶物の白色粉末**A**を得た。

操作Ⅱ：ろ液に炭酸水素ナトリウム水溶液を加え， X を用いて上層①と下層①に分離した。

操作Ⅲ：上層①に水酸化ナトリウム水溶液を加え， X を用いて上層②と下層②に分離した。

操作Ⅳ：下層①および下層②にそれぞれ塩酸を加えて酸性にした後，析出物をろ取し，それぞれ白色粉末**B**および**C**を得た。

問１ X として最も適する器具をａ～ｆから選んでマークせよ。

ａ．キップの装置　　ｂ．三角フラスコ　　ｃ．洗気びん
ｄ．ふたまた試験管　　ｅ．分液漏斗　　ｆ．漏斗

問２ **B**，**C**および炭酸の酸性の強さを比較して，酸性の強弱関係として正しいものをａ～ｆから選んでマークせよ。

ａ．**B**＞**C**＞炭酸　　ｂ．**B**＞炭酸＞**C**　　ｃ．**C**＞**B**＞炭酸
ｄ．**C**＞炭酸＞**B**　　ｅ．炭酸＞**B**＞**C**　　ｆ．炭酸＞**C**＞**B**

問３　下図はアセトアミノフェンの合成経路である。 ア および イ に最も適する反応試薬をそれぞれａ～ｈから選んでマークせよ。

フェノール（OH）—［ア，室温］→ p-ニトロフェノール（OH, NO_2）—［Sn, HCl］→ p-アミノフェノール（OH, NH_2）—［イ］→ アセトアミノフェン（OH, HN–C(=O)–CH_3）

ａ．HNO_3　　ｂ．希 H_2SO_4　　ｃ．H_2SO_4　　ｄ．$KMnO_4$

ｅ．$NaNO_2$　　ｆ．CH_3COCH_3　　ｇ．CH_3COONa　　ｈ．$(CH_3CO)_2O$

問４　アセチルサリチル酸およびアセトアミノフェンに該当するものを**A**～**C**からそれぞれ選んでマークせよ。

問５　問３のニトロ化反応において，*p*-ニトロフェノールと共に生じる副生成物として最も適するものをａ～ｄから選んでマークせよ。

ａ．OH, NO_2（メタ位）　　ｂ．OH, NO_2（オルト位）　　ｃ．OH, NO_2, NO_2（2,4位）　　ｄ．OH, O_2N, NO_2, NO_2（2,4,6位）

問６　錠剤基材の主成分は糖類である。この錠剤から得られた錠剤基材は，水に一部溶解してコロイド水溶液となった。この水溶液にヨウ素－ヨウ化カリウム溶液を加えると青紫色になったが，フェーリング液を加えても変化しなかった。この錠剤基材に該当するものをａ～ｆから選んでマークせよ。

ａ．グルコース　　ｂ．スクロース　　ｃ．セルロース

ｄ．デンプン　　ｅ．フルクトース　　ｆ．マルトース

問７　アセチルサリチル酸 360 mg を水酸化ナトリウム水溶液で完全に加水分解した後，希塩酸で中和すると，サリチル酸 a b c mg が得られた。ａ～ｃに該当する数字をそれぞれマークせよ。ただし，生成したサリチル酸はすべて回収できたものとする。

英 語

解答

30年度

推 薦

I

〔解答〕

問１ (1) (D) (2) (A) (3) (B) (4) (D) (5) (C)
(6) (A) (7) (A) (8) (D) (9) (C)

問２ (1) (B) (2) (B) (3) (D) (4) (A) (5) (C)

〔出題者が求めたポイント〕

長文読解総合問題

〔解答のプロセス〕

問１ 選択肢の意味

(1) (A)国籍 (B)レベル
(C)ネットで買う人 (D)年齢集団

(2) (A)大きい (B)深刻な (C)短い (D)率直な

(3) (A)敏感な (B)特有の
(C)信用される (D)購入できる

(4) (A)暗示する (B)購入する
(C)読む (D)返答する

(5) (A)全部の (B)確定した (C)完全な (D)適切な

(6) (A)想像力豊かな (B)毎日の
(C)積極的な (D)紛らわしい

(7) (A)短所 (B)祈り (C)利益 (D)特質

(8) (A)〜で疲れて (B)〜に指名されて
(C)〜に詳しい (D)〜に依存して

(9) (A)接続 (B)割り当て (C)心配 (D)基金

問２ 質問と選択肢の意味

(1) 第１段落と第２段落によると、
(A)親は子どもとしゃべるときにはいつも、子どもとつながっていると感じる。
(B)若者たちはモバイル機器を使っていつも連絡を取り合っている。
(C)若者たちは親の世代に対して、いつも親近感を感じている。
(D)若者たちは日中だけメールをチェックする。

(2) 第３段落によると、
(A)若者たちはソーシャルネットワークのウェブサイトで友だちを見つけない方を好む。
(B)若者たちはアイデンティティを確立するためにオンラインで情報を共有する。
(C)若者たちは新しいテクノロジーを親と共有するのを好む。
(D)あるグループに属することは日本の文化の一部とはあまり言えない。

(3) 第４段落によると、常時接続していることのデメリットのひとつは
(A)インターネットの接続にお金がかかること。
(B)若者たちがドラッグ中毒になること。
(C)友だちがメールに応えなくなること。
(D)若者たちが自分の生活を幸せでないと感じるかも知れないこと。

(4) 第５段落によると、携帯電話を使うことに多くの時間をかけると、
(A)小さな画面によって視力が低下するかもしれない。
(B)腕を動かす必要はなくなるだろう。
(C)仕事を終えるのが簡単になるだろう。
(D)十分すぎる運動をすることになるだろう。

(5) 第６段落によると、
(A)大人たちは若い人たちの生活のしかたにとても満足している。
(B)親たちが若かった時には、コミュニケーションのツールをなにも持っていなかった。
(C)一世代前は、若者たちはテレビを見るのにたくさん時間を使った。
(D)一世代前は、若者たちは親とつながる必要はなかった。

〔全訳〕

1　今日の若者たちはネット接続を断ち切ろうとしない。モバイルテクノロジーは、ほとんど私たちの体の一部になってしまっている電話を私たちに与えている。今日の若者は常時接続の世界で育つ最初の世代である。これが親世代との大きな違いである。

2　今日のソーシャルネットワークの、他に類を見ない特徴は、即時応答で常時存在しているという性質にある。授業中であれ昼食時であれ、あるいは宿題をしているときでも、若者たちは、新しいメッセージがいつ入って来るのかわかっている。真夜中でもネットワークをチェックして返事を返すことができるように、枕の脇に携帯電話を置いて寝る者さえいる。

3　この超接続性にはいくつかの理由がある。ティーンエイジャーは自分のアイデンティティーを形成中である。友だちとのソーシャルネットワークはアイデンティティーを探すための理想のプラットホームである。もうひとつの理由は参加の新しい文化に関係している。友だちどうしのグループでゲームをしたり、音楽や写真やビデオのような情報を共有したりする。彼らはしばしば、ステッカーを使ったりする創造的なやり方で、情報を混ぜ合わせる。こうして人々は、新しいテクノロジーを使うことをグループのメンバーと共有するのである。３つめの理由は、あるグループに属することが必要というのがある。これは日本の文化においてはとても大事なことである。

4　当然、常時つながっていることにはよくない面もある。若者の中には電話とネットワークに依存状態になっている者たちもいる。入ってきたメッセージの音を聞いたり振動を感じたりすることが、ほとんどドラッグのようになって、時には勉強を忘れてしまう。また、ほとんどの人たちは自分自身について良いことだけを掲示するので、だれもがいつも楽しくしているのを見ると、落ち込んでしまうのは簡単である。

5　携帯電話を絶えず使い続けることに関係する体の

健康面での懸念もある。何時間も下を向いて小さい画面を見つめるのは、目や首にはきついことだ。さらに、いつも座って電話を使うのであれば、十分な運動が難しくなる。

6　最後に言うと、今日の親たちは若い人たちが電話を使いすぎると文句を言うけれど、彼らは若かった時にしていた自分自身の行動を、忘れてしまっているのだろう。その当時、彼らの親は、テレビを見過ぎている、電話のおしゃべりが長すぎると彼らに文句を言っていたかもしれない。だから、ある意味、今日のつながる若者たちは、実際は、その親たちとそれほど違ってはいないのだ。とはいえ、あの頃は電話を切ると接続は断たれたのだった。

II

〔解答〕

1. (A)　2. (C)　3. (D)　4. (C)
5. (B)　6. (C)　7. (D)　8. (D)
9. (D)　10. (C)　11. (D)　12. (A)
13. (D)　14. (A)　15. (B)　16. (A)

〔出題者が求めたポイント〕

英文の空所補充

〔解答のプロセス〕

英文の意味と解法のヒント

1. 「議長は会議を翌週まで延ばすことを提案した。」
　「延期する」: put off　動詞 propose の後の that 節では動詞は原形
2. 「りか子と私は小学校以来10年間の知り合いである。」
　継続を表す現在完了形
3. 「彼らは火事がいつ起こったのかを正確に知っていますか。」
　後にS＋Vがあるので関係副詞を選ぶ。
4. 「彼の母親は彼に大声を出すのをやめてと言った。」
　「(人)に～することを頼む」: ask (人) to do
5. 「彼は私がそこにいるのを見て驚き、どうやって入ったのかと尋ねた。」
　「驚く」: be surprised
6. 「夕食の時、父はいつも私に、口に物を入れたまましゃべってはいけないと言った。」
　「口にいっぱいほおばって」: with one's mouth full
7. 「大阪はとても大きいので、外国から来た人は道に迷いやすい。」
　「とても～なので…」: so ～ that ...」
8. 「君がこんなに早くここに来るなんて思ってなかったよ。」
　「現れる」: show up
9. 「よかったら私のタオルを使ってください。」
　文意から「～してもよい」の can が適切
10. 「昨年は米の値段が15%跳ね上がったが、パンの値段はほとんど変わらなかった。」
　前後の節が対比する内容なので while が適切
11. 「家具はどれも部屋の外に出してはいけない。」
　furniture は常に単数扱い
12. 「あなたは、彼女がビジネスでどんなに成功したか知るために、彼女の自伝を読むべきだ。」
　「(人)が成功して」は be successful
13. 「私はあの新しい電話は絶対買わない。今持っているのより良くはない。」
　後に than がくるので比較級 better が適切
14. 「彼女は火事を見た時、子どもたちを部屋から出し、夫に消してと言った。」
　「(火事)を消す」: put out
15. 「目をこするのをすぐにやめて、病院に行って診てもらってください。」
　(A)幸運にも　(B)すぐに　(C)適切に　(D)およそ
16. 「その骨董の花瓶は1万ドルの価値があると見られている。」
　「いくらいくらの価値がある」: be worth (値段)

III

〔解答〕

(1) (G)　(2) (B)　(3) (E)　(4) (B)　(5) (D)
(6) (C)　(7) (D)　(8) (C)　(9) (G)　(10) (G)
(11) (B)　(12) (A)　(13) (D)　(14) (G)　(15) (B)

〔出題者が求めたポイント〕

整序英作文

〔解答のプロセス〕

完成した英文

1. The police did not give us any explanation how the accident had occurred.
2. When you go abroad, try to make as many friends as you can.
3. Because the book was out of print, I had to pay three times the regular price to get a copy of it.
4. Much of what I learned at university is now extremely useful to me.
5. If you were my student, I would be proud of your achievement.

IV

〔解答〕

1. (A)　2. (C)　3. (C)　4. (D)　5. (D)

〔出題者が求めたポイント〕

会話文の空所補充

〔全訳〕

1. トム：遅れてごめん。
ケリー：いいよ。気にしないで。
トム：それで外に食べに行くのかい？
ケリー：ああ、でも、友だちも来たいと言っている。一緒でいい？
トム：いいよ。多ければ楽しいから。
　(A)多ければ多いほど楽しい。
　(B)早ければ早いほどいい。
　(C)速ければ速いほどいい。
　(D)少なければ少ないほどいい。

2．　チエ：読書クラブに入ろうと思っているんだけど。
レイチェル：読書クラブって何？
チエ：同じ本を読んで、一緒に話し合う所。
レイチェル：おもしろそうね。私も入りたいわ。
チエ：ええ、一緒に行きましょう。
(A)他のクラブに入ればよかったのに。
(B)学校の名前は何？
(C)おもしろそうね。
(D)他のメンバーに謝っといて。

3．妻：明日美容院に行こうと思っているんだけど。
夫：また？　この前行ったばかりなんじゃないの？
妻：それはカラーリングだったのよ。今度はカットしなくちゃ。
夫：本当にカットしなきゃいけないの？　ぼくには今のでいいと思えるけど。
(A)行く時間はあるの？
(B)ぼくもカットしてもらわなくちゃ。
(C)また？　この前行ったばかりなんじゃないの？
(D)どうしてパーマにしないの？

4．バーバラ：来年新しいモールができるって聞いたわ。
ケン：映画館があればいいね。
バーバラ：映画館とボーリング場があるらしいわよ。
ケン：いいね。それじゃもう町に行かなくてすむね。
(A)あなたは映画が嫌いだと思ってた。
(B)音楽ライブを見たいわ。
(C)モールより新しい学校が必要よ。
(D)映画館とボーリング場があるらしいわよ。

5．ダコタ：今年なにか美術の授業をとるつもり？
ナオミ：いいえ、でも、音楽のクラスをとるかも知れない。
ダコタ：ほんと？　何の楽器を演奏するの？
ナオミ：まだ決めてないわ。
(A)ええ、本当に楽しみにしているのよ。
(B)いいえ、芸術を勉強する時間がないの。
(C)ええ、私、楽器を演奏するのが大好きなの。
(D)いいえ、でも、音楽クラスをとるかも知れない。

数　学

解答

30年度

推　薦

I

〔解答〕

問１

ア	イ	ウ	エ
2	3	1	6

問２

オ	カ	キ	ク	ケ	コ	サ
2	2	3	4	1	3	8

問３

シ	ス
9	6

問４

セ	ソ	タ	チ	ツ	テ	ト
1	7	3	6	5	1	7

〔出題者が求めたポイント〕

問１　絶対値を含む２次方程式の解法

問２　三角関数の合成と２倍角の公式の利用，三角関数のグラフ

問３　１次不定方程式の解法

問４　条件付き確率

〔解答へのプロセス〕

問１　$x+1$，$x-2$ の符号をまとめると次の表のようになる。

x	…	-1	…	2	…
$x+1$	$-$	0	$+$	$+$	$+$
$x-2$	$-$	$-$	$-$	0	$+$

よって，$f(x)=x^2+3|x+1|-|x-2|$ とおくと

[1]　$x<-1$ のとき

$f(x)=x^2-3(x+1)+(x-2)=x^2-2x-5$

$f(x)=0$ を解くと　$x=1\pm\sqrt{6}$

$2<\sqrt{6}<3$ なので，$x<-1$ より

$x=1-\sqrt{6}$

[2]　$-1\leqq x<2$ のとき

$f(x)=x^2+3(x+1)+(x-2)=x^2+4x+1$

$f(x)=0$ を解くと　$x=-2\pm\sqrt{3}$

$1<\sqrt{3}<2$ なので，$-1\leqq x<2$ より

$x=-2+\sqrt{3}$

[3]　$x\geqq 2$ のとき

$$\begin{aligned}f(x)&=x^2+3(x+1)-(x-2)\\&=x^2+2x+5\\&=(x+1)^2+4>0\end{aligned}$$

となり，$f(x)=0$ の実数解は存在しない。

以上より，$x=-2+\sqrt{3}$，$1-\sqrt{6}$

問２　$f(x)=2\cos^2x-2\sin x\cos x$

$=1+\cos 2x-\sin 2x$　（２倍角の公式）

$=\sqrt{2}\sin\left(2x+\dfrac{3}{4}\pi\right)+1$　（三角関数の合成）

のように変形できる。ここで，$f(x)$ を

$$f(x)=\sqrt{2}\sin 2\left(x+\frac{3}{8}\pi\right)+1$$

と変形しておく。このとき $y=f(x)$ のグラフは，$y=\sqrt{2}\sin(2x)$ のグラフを

x 軸方向へ $-\dfrac{3}{8}\pi$，y 軸の方向へ１

だけ平行移動したものとなる。

問３　$3x+5y=76$ を満たす $(x,\ y)$ のうちの１つは $(x,\ y)=(2,\ 14)$ なので，与式は

$3(x-2)-5(y-14)=0$

$\Longleftrightarrow\ 3(x-2)=-5(y-14)$

と変形できる。このとき，3，5 は互いに素な自然数なので，

$x-2=-5k$，$y-14=3k$（k は整数）

で表せる。つまり，与式を満たす整数 $(x,\ y)$ は

$(x,\ y)=(-5k+2,\ 3k+14)$

であり，このとき積 xy は k を用いて

$$\begin{aligned}xy&=(-5k+2)\cdot(3k+14)\\&=-15k^2-64k+28\\&=-15\left(k+\frac{32}{15}\right)^2+\frac{1444}{15}\end{aligned}$$

となる。k は整数なので，xy が最大となるような k は $k=-2$ のときであり，その最大値は

$xy=12\cdot 8=96$ である。

問４　袋Ａから取り出した２個の玉について，各色の個数を[白，赤]のように表すとする。例えば，白玉を１個，赤玉を１個取り出したときは[1，1]である。また，Ａから取り出した２個の玉を袋Ｂへ入れた後の袋Ｂの中の各色の玉の個数を{白，赤}のように表す。

[1]　[0，2]のとき

袋Ｂの中身は{4，5}となるので，袋Ｂから赤玉を取り出す確率は

$$\frac{{}_5C_2}{{}_8C_2}\times\frac{{}_5C_1}{{}_9C_1}=\frac{10}{28}\times\frac{5}{9}=\frac{50}{252}=\frac{25}{126}$$

[2]　[1，1]のとき

袋Ｂの中身は{5，4}となるので，袋Ｂから赤玉を取り出す確率は

$$\frac{{}_5C_1\cdot{}_3C_1}{{}_8C_2}\times\frac{{}_4C_1}{{}_9C_1}=\frac{15}{28}\times\frac{4}{9}=\frac{60}{252}=\frac{5}{21}$$

[3]　[2，0]のとき

袋Ｂの中身は{6，3}となるので，袋Ｂから赤玉を取り出す確率は

$$\frac{{}_3C_2}{{}_8C_2}\times\frac{{}_3C_1}{{}_9C_1}=\frac{3}{28}\times\frac{3}{9}=\frac{9}{252}=\frac{1}{28}$$

よって，この操作を行ったとき，袋Ｂから赤玉を取り出す確率は

$$\frac{25}{126}+\frac{5}{21}+\frac{1}{28}=\frac{119}{252}=\frac{17}{36}$$

上の[1]～[3]のうち，袋Ａに入っていた赤玉を取り出す確率は

$$\begin{aligned}\frac{{}_5C_2}{{}_8C_2}\times\frac{{}_2C_1}{{}_9C_1}+\frac{{}_5C_1\cdot{}_3C_1}{{}_8C_2}\times\frac{{}_1C_1}{{}_9C_1}&=\frac{10\times2+15\times1}{252}\\&=\frac{35}{252}=\frac{5}{36}\end{aligned}$$

なので，求める確率は

$$\frac{\frac{5}{36}}{\frac{17}{36}}=\frac{5}{17}$$

II

〔解答〕

問1

ア	イ	ウ	エ
2	5	4	6

問2

オ	カ	キ	ク	ケ	コ	サ	シ	ス	セ
5	6	7	4	3	2	3	1	3	2

問3

ソ	タ	チ	ツ	テ	ト	ナ	ニ	ヌ	ネ	ノ
3	4	3	1	3	①	②	①	③	⑤	④

ハ	ヒ	フ	ヘ	ホ	マ	ミ	ム	メ	モ	ヤ
⑥	③	9	5	9	9	2	7	1	0	8

〔出題者が求めたポイント〕

問1　相加平均と相乗平均の不等式

問2　正弦定理と余弦定理，三角形の面積の利用，円に内接する四角形の問題，ベクトルの内積

問3　3次関数の増減と極値，接線の方程式，接線と3次関数で囲まれる図形の面積

〔解答へのプロセス〕

問1　$\left(\dfrac{a}{4}+\dfrac{1}{b}\right)\left(\dfrac{9}{a}+b\right)=\dfrac{ab}{4}+\dfrac{9}{ab}+\dfrac{13}{4}$

$a>0,\ b>0$ より，$ab>0$ であるから，相加平均と相乗平均の不等式より

$$\frac{ab}{4}+\frac{9}{ab}+\frac{13}{4}\geqq 2\sqrt{\frac{ab}{4}\cdot\frac{9}{ab}}+\frac{13}{4}=\frac{25}{4}$$

ただし，等号が成立するのは

$\dfrac{ab}{4}=\dfrac{9}{ab}$ のとき，つまり $(ab)^2=36$

$ab>0$ なので $ab=6$ のとき

問2　$\angle\mathrm{ABC}=B$，$\angle\mathrm{ADC}=D$ とおく。

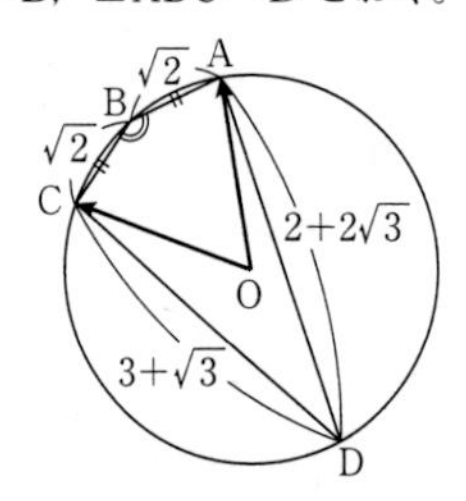

$\triangle$ABC，$\triangle$ADC で余弦定理

$$\mathrm{AC}^2=(\sqrt{2})^2+(\sqrt{2})^2-2\cdot\sqrt{2}\cdot\sqrt{2}\cos B$$
$$=4-4\cos B$$
$$\mathrm{AC}^2=(3+\sqrt{3})^2+(2+2\sqrt{3})^2$$
$$-2(3+\sqrt{3})(2+2\sqrt{3})\cos D$$

円に内接する四角形なので

$B+D=\pi\qquad\therefore\ D=\pi-B$

つまり，$\cos D=-\cos B$

よって

$$\mathrm{AC}^2=4-4\cos B$$
$$\mathrm{AC}^2=28+14\sqrt{3}+(24+16\sqrt{3})\cos B$$
$$4-4\cos B=28+14\sqrt{3}+(24+16\sqrt{3})\cos B$$
$$\cos B=-\frac{12+7\sqrt{3}}{14+8\sqrt{3}}=-\frac{\sqrt{3}(4\sqrt{3}+7)}{2(4\sqrt{3}+7)}$$
$$=-\frac{\sqrt{3}}{2}$$

$\therefore\quad B=\dfrac{5}{6}\pi$

また，四角形 ABCD の面積を S とすると

$$S=\frac{1}{2}\cdot\sqrt{2}\cdot\sqrt{2}\cdot\sin\frac{5}{6}\pi$$
$$+\frac{1}{2}\cdot(3+\sqrt{3})(2+2\sqrt{3})\sin\frac{\pi}{6}$$
$$=\frac{1}{2}+(3+2\sqrt{3})=\frac{7+4\sqrt{3}}{2}$$

対角線 AC の長さは　$\mathrm{AC}^2=4+2\sqrt{3}=(\sqrt{3}+1)^2$

$\therefore\quad \mathrm{AC}=\sqrt{3}+1$

ここで三角形 ACD 注目すると

$\mathrm{AC}:\mathrm{CD}:\mathrm{DA}=1:\sqrt{3}:2$

より，$\triangle$ACD は$\angle C=\dfrac{\pi}{2}$ の直角三角形となるので，AD はこの円の直径となる。つまり，

外接円の半径 $R=\dfrac{\mathrm{AD}}{2}=\sqrt{3}+1$

$\angle\mathrm{ADC}=\dfrac{\pi}{6}$ より$\angle\mathrm{AOC}=\dfrac{\pi}{3}$ であり，

$|\overrightarrow{\mathrm{OA}}|=|\overrightarrow{\mathrm{OC}}|=\sqrt{3}+1$ なので，内積 $\overrightarrow{\mathrm{OA}}\cdot\overrightarrow{\mathrm{OC}}$ の値は

$$\overrightarrow{\mathrm{OA}}\cdot\overrightarrow{\mathrm{OC}}=(\sqrt{3}+1)\cdot(\sqrt{3}+1)\cdot\cos\frac{\pi}{3}$$
$$=2+\sqrt{3}$$

問3　$y=x^3-6x^2+9x+5$ の両辺を x で微分する

$$y'=3x^2-12x+9$$
$$=3(x^2-4x+3)$$
$$=3(x-1)(x-3)$$

$y'=0$ を満たす x の値は $x=1,\ 3$

増減表は以下の通りになる．

x	…	1	…	3	…
y'	＋	0	－	0	＋
y	↗	極大値	↘	極小値	↗

よって，$x=1$ のとき極大値 9 をとり，$x=3$ のとき極小値 5 をとる。

また，$x=4$ のとき $y=9$ となるので，点 P(4, 9) における接線 l の方程式は，$y'_{(x=4)}=9$ なので

$$y=9(x-4)+9=9x-27$$

この3次関数と接線 l の共有点の x 座標は

$$x^3-6x^2+9x+5=9x-27$$
$$(x-4)^2(x+2)=0$$
$$\therefore\quad x=-2,\ 4$$

よって，この2つのグラフで囲まれる図形の面積 S は

$$S=\int_{-2}^{4}\{(x^3-6x^2+9x+5)-(9x-27)\}dx$$
$$=\int_{-2}^{4}(x+2)(x-4)^2dx$$
$$=\frac{1}{12}\{4-(-2)\}^4=108$$

化 学

解答

30年度

推 薦

I

〔解答〕

問1 ア19 イ2 ウ8 エ8 オ1　問2 a

問3 キc クd　問4 c, d　問5 d

問6 a＝1，b＝2，c＝7

問7 陽極：a，陰極：d

〔出題者が求めたポイント〕

イオンの構成と大小，pH，電気分解

〔解答のプロセス〕

問1～3 Kの原子番号は19，電子配置はK殻2個，L殻8個，M殻8個，N殻1個であるから，K^+の電子は18個，電子配置はK殻2個，L殻8個，M殻8個である。よってK^+と同じ電子配置の希ガスは原子番号18のアルゴン，二価の陽イオンは原子番号20のCa^{2+}，1価の陰イオンは原子番号17のCl^-である。

問4 アルカリ金属元素はH以外の1族元素で，Li, Na, K, Rb, Cs, Frである。

問5 Mg^{2+}の電子配置はNe型で，Ar型のK^+，Ca^{2+}より小さい。K^+とCa^{2+}では電子配置は同じだがCaの方が原子番号が大きく陽子が多いので原子核が電子を引き付ける力が強く，イオンの大きさは小さい。よって$K^+ > Ca^{2+} > Mg^{2+}$の順となる。

問6 KOH＝56.0　であるから，KOH 1.40gは

$\dfrac{1.40\,g}{56.0\,g/mol} = 0.0250\,mol$　これが500mL中に含まれるから0.0500mol/L

KOHは1価の強塩基であるから

$[KOH] = [OH^-] = 0.0500\,mol/L$

$[H^+] = \dfrac{1.0 \times 10^{-14}\,mol^2/L^2}{0.0500\,mol/L} = 2.00 \times 10^{-13}\,mol/L$

$pH = -\log_{10}(2.00 \times 10^{-13}) = 13 - 0.30 = 12.7$

問7 陽極：ハロゲン化物イオンがあるから，ハロゲンの単体が生じる。　$2Cl^- \longrightarrow Cl_2 + 2e^-$

陰極：Kのイオン化傾向が大きいから，K^+ではなくH_2Oが電子を受け取る。

$2H_2O + 2e^- \longrightarrow H_2 + 2OH^-$

II

〔解答〕

問1 b　問2 a　問3 1e 2h 3g 4b

問4 b, d　問5 a2 b1 c1 d1 e1 f1

問6 a＝1，b＝0，c＝3

問7 a＝5，b＝0，c＝1

〔出題者が求めたポイント〕

塩素とその化合物

〔解答のプロセス〕

問1 有色の気体はCl_2（黄緑色）とNO_2（赤褐色）が重要。

問2 塩素は水に溶け，空気より重いので下方置換で捕集する。

問3 A：酸化マンガン(Ⅳ)（1）を入れて塩化水素を酸化し，塩素を発生させる。

$MnO_2 + 4HCl \longrightarrow MnCl_2 + 2H_2O + Cl_2$

B：水（2）を入れ，混入して来る塩化水素を吸収する。

C：濃硫酸（3）を入れて塩素を乾燥する。

塩素は水と少し反応し，塩化水素（4）と次亜塩素酸を生じる。　$Cl_2 + H_2O \rightleftarrows HCl + HClO$

問4 ハロゲン単体の酸化力の順は$F_2 > Cl_2 > Br_2 > I_2$なので，原子番号の大きいハロゲンX_1の塩に原子番号の小さいハロゲンX_2の単体を加えるとX_1の単体とX_2の塩が生じるが，X_2の塩にX_1の単体を加えても反応しない。

よってbとdは反応し，aとcは反応しない。

(b) $2KBr + Cl_2 \longrightarrow 2KCl + Br_2$

(d) $2KI + Br_2 \longrightarrow 2KBr + I_2$

問5 次亜塩素酸ナトリウムの酸化作用は次式で表される。　$ClO^- + 2H^+ + 2e^- \longrightarrow Cl^- + H_2O$…①

Clの酸化数は$+1 \longrightarrow -1$と減少する。

ヨウ化カリウムの還元作用は次式で表される。

$2I^- \longrightarrow I_2 + 2e^-$…②

①＋②　より

$ClO^- + 2I^- + 2H^+ \longrightarrow I_2 + H_2O + Cl^-$

これに変化しなかったNa^+，$2K^+$，$SO_4{}^{2-}$を両辺に加え整理すると

$NaClO + 2KI + H_2SO_4$

$\longrightarrow I_2 + H_2O + NaCl + K_2SO_4$

問6 I_2の反応は　$I_2 + 2e^- \longrightarrow 2I^-$　と表されるから，

$I_2 + 2S_2O_3{}^{2-} \longrightarrow S_4O_6{}^{2-} + 2I^-$

（$S_4O_6{}^{2-}$：テトラチオン酸イオン）

I_2の物質量は$Na_2S_2O_3$の1/2であるから

$0.0500\,mol/L \times \dfrac{40.0}{1000}\,L \times \dfrac{1}{2} = 1.00 \times 10^{-3}\,mol$

問7 市販の漂白剤中のNaClOをx〔mol/L〕とすると，操作Ⅱで用いた漂白剤中の濃度は$x/10$〔mol/L〕。

NaClO 1molからI_2 1molが生じる（問5）から

$\dfrac{x}{10}\,[mol/L] \times \dfrac{20.0}{1000}\,L = 1.00 \times 10^{-3}\,mol$

$x = 0.500\,[mol/L]$

III

〔解答〕

問1 f　問2 (ア)a (イ)b (ウ)a　問3 e

問4 c　問5 d　問6 a＝1，b＝2，c＝4

問7 a＝1，b＝3　問8 a＝5，b＝0

〔出題者が求めたポイント〕

酢酸の電離，中和，pH

〔解答のプロセス〕

問１　ルシャトリエの平衡移動の原理という。

問２　(ア) NaOH により H^+ が中和されるので，H^+ の減少を補うように CH_3COOH の電離が進む。

(イ) CH_3COONa が CH_3COO^- と Na^+ に電離するので右辺の CH_3COO^- が増える。これを少なくしようと平衡は左に移動する。

(ウ)酢酸の電離を詳しく表すと

$CH_3COOH + H_2O \longrightarrow CH_3COO^- + H_3O^+$

水でうすめると左辺の H_2O が増えるのでこれを少なくしようと平衡は右に移動する(問４参照)。

問３　C〔mol/L〕の酢酸の電離度を α とすると

$[CH_3COOH] = C(1-\alpha)$〔mol/L〕

$[CH_3COO^-] = [H^+] = C\alpha$〔mol/L〕

$$K_a = \frac{C\alpha\,[\text{mol/L}] \times C\alpha\,[\text{mol/L}]}{C(1-\alpha)\,[\text{mol/L}]} = \frac{C\alpha^2}{1-\alpha}\,[\text{mol/L}]$$

問４　K_a は一定であるので，C が小さくなると $\alpha^2/(1-\alpha)$ は大きくなる。すなわち α は大きくなる。

問５　酢酸の濃度を x〔mol/L〕，このうち n〔mol/L〕が電離したとすると　$[CH_3COOH] = (x-n)$〔mol/L〕，$[H^+] = [CH_3COO^-] = n$〔mol/L〕，　pH = 3.0　より $[H^+] = 1.0 \times 10^{-3}$ mol/L $= n$〔mol/L〕

$$K_a = \frac{[H^+][CH_3COO^-]}{[CH_3COOH^-]}$$
$$= \frac{(1.0 \times 10^{-3}\,\text{mol/L})^2}{(x - 1.0 \times 10^{-3})\,[\text{mol/L}]}$$
$$= 2.7 \times 10^{-5}\,\text{mol/L}$$
$$x = 0.038\,[\text{mol/L}]$$

注　$\alpha \ll 1$ のとき　$1-\alpha \fallingdotseq 1$　として得られる近似式 $K_a = C\alpha^2$　$\alpha = \sqrt{K_a/C}$　$[H^+] = \sqrt{K_a C}$　を用いると，問４では，$\alpha = \sqrt{K_a/C}$　において，C が小さいと α は大きい　となる。

問５では　$[H^+] = \sqrt{K_a C}$　より

$1.0 \times 10^{-3}\,\text{mol/L} = \sqrt{2.7 \times 10^{-5}\,\text{mol/L} \times x\,[\text{mol/L}]}$

$x \fallingdotseq 0.037$ mol/L　となる。

しかし酢酸の場合 0.01 mol/L より薄い場合 α は 0.05 より大きくなり，$1-\alpha \fallingdotseq 1$　とおくのは無理なので，何でも近似式を用いるのは避けて欲しい。

問６　酢酸は　$0.25\,\text{mol/L} \times 0.100\,\text{L} = 2.5 \times 10^{-2}$ mol

水酸化ナトリウムは

$0.30\,\text{mol/L} \times 0.100\,\text{L} = 3.0 \times 10^{-2}$ mol

なので，混合液は NaOH 5.0×10^{-3} mol と CH_3COONa 2.5×10^{-2} mol の混合水溶液となる。NaOH は強塩基なので CH_3COONa の加水分解による pH の影響は考えなくてよい。よって

$$[OH^-] = [NaOH] = \frac{5.0 \times 10^{-3}\,\text{mol}}{0.100\,\text{L} + 0.100\,\text{L}}$$
$$= 2.5 \times 10^{-2}\,\text{mol/L}$$
$$[H^+] = \frac{1.0 \times 10^{-14}\,\text{mol}^2/\text{L}^2}{2.5 \times 10^{-2}\,\text{mol/L}} = 4.0 \times 10^{-13}\,\text{mol/L}$$
$$\text{pH} = -\log_{10}(4.0 \times 10^{-13}) = -\log_{10}(2.0^2 \times 10^{-13})$$
$$= 13 - 2\log 2.0 = 12.4$$

問７　CH_3COOH：$0.40 \times 0.100 = 0.040$ mol

NaOH：$0.30 \times 0.100 = 0.0300$ mol

混合液は CH_3COOH 0.010 mol と CH_3COONa 0.030 mol を含むから，$[CH_3COOH]$ と $[CH_3COO^-]$ の比は 1：3 である。

問８
$$K_a = \frac{[CH_3COO^-][H^+]}{[CH_3COOH]} = 3[H^+]$$
$$= 2.7 \times 10^{-5}\,\text{mol/L}$$

$[H^+] = 9.0 \times 10^{-6}$ mol/L

$$\text{pH} = -\log_{10}(9.0 \times 10^{-6}) = -\log_{10}(3.0^2 \times 10^{-6})$$
$$= 6 - 2\log_{10}3.0 = 5.04 \fallingdotseq 5.0$$

Ⅳ

〔解答〕

問１ e　　問２ b　　問３ ア a　イ h

問４ アセチルサリチル酸：B　アセトアミノフェン：C

問５ b　　問６ d　　問７ a＝2，b＝7，c＝6

〔出題者が求めたポイント〕

アセチルサリチル酸とアセトアミノフェン

〔解答のプロセス〕

操作Ⅰ　ジエチルエーテルに溶けない A は錠剤基材である。

操作Ⅱ　炭酸水素ナトリウム水溶液に溶けるのは炭酸より強いカルボン酸，溶けないのは炭酸より弱いフェノールである。ジエチルエーテルの密度は水より小さい($0.71\,\text{g/cm}^3$)のでエーテル層が上層，水層が下層である。よって下層①にはカルボン酸の塩が溶けている。

操作Ⅲ　上層①のフェノールが NaOH と反応して塩になり，水に溶けて下層②に移る。

操作Ⅳ　塩酸を加えると下層①からはカルボン酸の B，下層②からはエーテルの C が遊離する。

なお化学式より B はアセチルサリチル酸(右式)，C はアセトアミノフェン（ベンゼン環：$OCOCH_3$，COOH）
HO–（ベンゼン環）–$NHCOCH_3$ である。

操作Ⅱの反応

（ベンゼン環：$OCOCH_3$，COOH）(B) + $NaHCO_3$

→ （ベンゼン環：$OCOCH_3$，COONa） + H_2O + CO_2

操作Ⅲの反応

HO–（ベンゼン環）–$NHCOCH_3$ (C) + NaOH

→ NaO–（ベンゼン環）–$NHCOCH_3$ + H_2O

操作Ⅳの反応

下層①　（ベンゼン環：$OCOCH_3$，COONa） + HCl

→ （ベンゼン環：$OCOCH_3$，COOH） + NaCl

下層②　NaO-C_6H_4-$NHCOCH_3$ + HCl

$\longrightarrow$ HO-C_6H_4-$NHCOCH_3$ + NaCl

問 1　混合していない 2 液を分離するには分液漏斗を用いる。

問 2　酸の強さは B(カルボン酸) > 炭酸 > C(フェノール)の順である。

問 3　HO-C_6H_5 + HNO_3 (ア)

$\xrightarrow{\text{ニトロ化}}$ HO-C_6H_4-NO_2 + H_2O

p-ニトロフェノール

2HO-C_6H_4-NO_2 + 3Sn + 14HCl

$\xrightarrow{\text{還元}}$ 2HO-C_6H_4-NH_3Cl + $3SnCl_4$ + $4H_2O$

HO-C_6H_4-NH_3Cl + NaOH

$\xrightarrow{\text{弱塩基遊離}}$ HO-C_6H_4-NH_2 + NaCl + H_2O

p-アミノフェノール

HO-C_6H_4-NH_2 + $(CH_3CO)_2O$ (イ)

$\longrightarrow$ HO-C_6H_4-$NHCOCH_3$ + CH_3COOH

p-アセトアミドフェノール(アセトアミノフェン)

問 5　-OH はオルトパラ配向性なので，-OH に対してメタの位置には置換基は入り難い。

問 6　ヨウ素-ヨウ化カリウム溶液で青紫色を呈するのはデンプンである。

問 7　アセチルサリチル酸 $C_6H_4(OCOCH_3)COOH$ (分子量 180.0)

1 mol からサリチル酸 $C_6H_4(OH)COOH$ (分子量 138.0) 1 mol が生じるから

$$\frac{360 \times 10^{-3}\,\text{g}}{180\,\text{g/mol}} = \frac{x \times 10^{-3}\,\text{g}}{138\,\text{g/mol}} \qquad x = 276\,[\text{mg}]$$

平成29年度

問　題　と　解　答

英 語

問題

29年度

A日程

I 次の英文を読み，設問に答えなさい。(38点)

1 About 4,000 years ago, ancient Egyptians <u>developed</u>(1) a 12-hour time system. They divided the day into 12 hours. The earliest clocks used sun shadows to show the hours of the day. A long piece of wood was marked into hours. A short piece of the wood was put at one end of the long piece of wood. As the sun <u>shifted</u>(2) across the sky, the short piece of wood created shadows on the long piece. These shadows showed the hours. This method of showing time was useful, but not very <u>accurate</u>(3). Later, round sundials were developed. They used sun shadows, too, but were more accurate than the wood clocks. Sundials could measure time on sunny days. However, they did not work at night or when the sun was hidden by clouds. Also, people were <u>confused</u>(4) to see the time on sundials <u>vary</u>(5) with the seasons.

2 Over many years, different kinds of clocks were created to measure time during the day and at night. Candle clocks were used in ancient China, Japan, and Iraq. A candle holder was divided by marks into hours. As the candle burned, the marks showed how many hours had passed. Greeks used water clocks made of two glass bowls. The bowls were <u>connected</u>(6) by a small hole. The top bowl was filled with water. The water slowly ran into the bottom bowl through the hole.

The bottom bowl was marked into hours that measured time. Hourglasses worked in a similar way. The difference was that sand shifted from the top bowl into the bottom bowl. Water clocks and hourglasses (7) functioned very well to measure time.

3 Soon clocks developed into wonderful art (8) objects. Clocks were put into beautiful wooden boxes. The boxes were painted with flowers and birds. About 1,000 years ago, an Arab engineer added mechanical features to water clocks. He used the falling water to turn gears that opened doors and rang bells. These mechanical features gave later engineers the idea to develop mechanical clocks.

4 Mechanical clocks first appeared in China about 800 years ago. The idea (9) spread to other places. A mechanical clock had to be wound* with a tool every day. It had a complex system of springs and gears inside. The gears turned a dial on the front of the clock. The earliest mechanical clocks had one dial that showed only the hour. Later another dial was added to show minutes.

5 Most modern clocks are powered by batteries or electricity. They show hours, minutes, and seconds. Knowing the exact time is important in our complex world.

(Source: *Inside Reading*, Oxford UP, 2013)

（注） wound* 「wind（時計などのねじ）を巻く」の過去分詞

問 1 下線部(1)～(9)の語句の文中での意味として最も適切なものを，(A)～(D)の中から一つ選びなさい。

(1) (A) created (B) charged (C) confirmed (D) corrected
(2) (A) followed (B) covered (C) moved (D) appeared
(3) (A) steady (B) precise (C) direct (D) particular
(4) (A) excited (B) puzzled (C) scared (D) surprised
(5) (A) occur (B) increase (C) decrease (D) differ
(6) (A) opened (B) removed (C) linked (D) separated
(7) (A) worked (B) formed (C) played (D) progressed
(8) (A) pieces (B) packages (C) events (D) gifts
(9) (A) exposed (B) occupied (C) reached (D) applied

問2　(1)〜(5)の質問の答えとして最も適切なものを，(A)〜(D)の中から一つ選びなさい。

(1) According to paragraph 1, which of the following is true?

(A) Wood clocks were useful in any weather.

(B) Wood clocks were developed after sundials became popular.

(C) The time on wood clocks was more reliable than the time on sundials.

(D) Both wood clocks and sundial clocks used sunshine and shadows.

(2) According to paragraph 2, which of the following is true?

(A) Candle clocks were used in different parts of the world.

(B) At least two candles were needed to measure time by candle clocks.

(C) Water was used in both water clocks and hourglasses.

(D) Hourglasses were most common in China, Japan, Iraq, and Greece.

(3) According to paragraphs 3 and 4, which of the following is true?

(A) Water clocks were invented about 1,000 years ago.

(B) Both artistic and mechanical aspects of the clocks were improved over time.

(C) About 1,000 years ago an Arab engineer made the first mechanical clock.

(D) Mechanical clocks sold well in Arab countries.

(4) According to paragraphs 4 and 5, which of the following is true?

(A) Mechanical clocks required winding every day.

(B) Mechanical clocks showed the seasons on their dials.

(C) Mechanical clocks showed the hour, minute, and second on a single dial.

(D) Only the latest mechanical clocks can produce electricity.

(5) Which statement about the whole passage is NOT true?

(A) The first clocks used natural materials to measure time.

(B) It took humans a long time to develop a technique to measure the exact time.

(C) Through the ages different cultures developed more practical clocks.

(D) Mechanical clocks were developed later than clocks powered by batteries or electricity.

Ⅱ 1～16の英文の空所に入る最も適切なものを，(A)～(D)の中から一つ選びなさい。(32点)

1．Jack and I ______ the changes in the plan.

(A) talked (B) discussed about
(C) talked with (D) discussed

2．I remember ______ him at a conference ten years ago.

(A) seen (B) seeing (C) to see (D) have seen

3．It is always important to ______ some money for the future. Nobody knows what could happen.

(A) laying (B) lie (C) lay aside (D) lie aside

4．They are planning a hike this weekend if the weather ______ good.

(A) was (B) is (C) will be (D) would be

5．We're in a hurry. We need to get this done ______ six o'clock.

(A) until (B) in (C) by (D) within

6．It will not be long ______ Chris comes and then we can start the party.

(A) by (B) before (C) after (D) for

7．Ask the ticket office ______ you bought your ticket for more information about the concert.

(A) who (B) which (C) what (D) where

8．Could you give me ______ on the local restaurants?

(A) an advice (B) some advice (C) some advices (D) few advices

9．I don't know how you could ______ such a person. I would soon lose my temper.

(A) start up to (B) make up for (C) put up with (D) come up against

10. I ______________ my teacher a lot for everything she has done for me.

(A) accuse (B) care (C) learn (D) owe

11. Please remain ______________ until the bus has come to a complete stop.

(A) seated (B) seating (C) seat (D) to seat

12. No matter ______________ happens, make sure you keep going.

(A) if (B) that (C) what (D) when

13. Exercising for an hour a day is one of ______________ ways to keep healthy.

(A) better (B) most (C) the well (D) the best

14. Both Paul and Alice used to live ______________ Central Park.

(A) closing (B) closely (C) close (D) close to

15. Some people find ______________ difficult to get used to a new environment.

(A) it (B) that (C) everything (D) very

16. Everyone has to ______________ this form to get a new driver's license.

(A) write down (B) fill out (C) draw up (D) throw in

Ⅲ　1～5の日本文と同じ意味になるように，(A)～(G)の語句を並べ替えて英文を完成させ，（ 1 ）～（ 15 ）の空所に入るものを記号で答えなさい。ただし，文頭に来る語句も小文字で表記してあります。(15点)

1．彼がどこに住んでいるのか，また何をしているのか，私はまったく知りません。

I（　　）（ 1 ）（　　）（　　）（ 2 ）（　　）or（ 3 ）he does.

(A) what　(B) lives　(C) he　(D) idea
(E) where　(F) have　(G) no

2．水族館まであといくつ停留所がありますか。

（　　）（ 4 ）（　　）（ 5 ）（　　）（ 6 ）（　　）we get to the aquarium?

(A) there　(B) stops　(C) are　(D) how
(E) more　(F) until　(G) many

3．翔太はまるで母語のように流暢に英語を話します。

Shota speaks English（　　），（　　）（ 7 ）（　　）（ 8 ）（ 9 ）（　　）tongue.

(A) it　(B) as　(C) were　(D) if
(E) mother　(F) fluently　(G) his

4．夏休みを楽しみにしていない人はいません。

（　　）（　　）（ 10 ）（　　）（ 11 ）（ 12 ）（　　）forward to summer vacation.

(A) one　(B) look　(C) no　(D) is
(E) doesn't　(F) there　(G) who

5．あの映画を見ることはパリへ旅行したも同然です。

（　　）（　　）（ 13 ）（　　）（ 14 ）（ 15 ）（　　）to Paris.

(A) movie　(B) is　(C) taking　(D) seeing
(E) almost like　(F) a trip　(G) that

Ⅳ　1～5の会話の空所に入る最も適切なものを，(A)～(D)の中から一つ選びなさい。(15点)

1．　Doctor: Well, ＿＿＿＿＿＿＿＿＿＿

Patient: I've got a backache. Maybe it's because I moved some furniture a few days ago.

Doctor: I want to take an X-ray to make sure it's nothing serious.

Patient: Thank you, doctor.

(A) how did you come here?

(B) what seems to be the problem?

(C) where did you find the problem?

(D) when did you get there?

2．　Mother: I just baked a cake with a new recipe.

Daughter: Wow! ＿＿＿＿＿＿＿＿＿＿

Mother: Just wait a while. It needs to cool down.

Daughter: I can't wait to try it.

(A) How did you get the recipe?

(B) Can I have some?

(C) Can I help you?

(D) How long did it take?

3．　Julie: Why are you so late? Everyone is waiting for you.

Steve: I had a hard time finding somewhere to park.

Julie: ＿＿＿＿＿＿＿＿＿＿

Steve: No, I shouldn't have. Downtown Osaka is really crowded.

(A) You should have told me earlier.

(B) I don't think you drive a car very well.

(C) You shouldn't have come by car.

(D) I know that park was really crowded.

4. Ryo: Are you throwing all of this stuff away?

Justin: Yeah, I can't take it back home with me to Hong Kong.

Ryo: ＿＿＿＿＿＿＿＿＿＿

Justin: Sure. Go ahead.

(A) Could I have this lamp?

(B) Is this lamp for your family?

(C) How much is this lamp?

(D) Are you going to buy this lamp?

5. Dad: Don't forget to vote tomorrow.

James: I don't feel like it. All the parties say the same thing.

Dad: It's important to have a voice in choosing the government.

James: ＿＿＿＿＿＿＿＿＿＿

Dad: Maybe we can go together.

(A) True. I really want to enjoy myself at the party.

(B) Which party are you voting for, again?

(C) You're right. I really should make the effort.

(D) I'll go next month when I have some time off work.

数　学

問題

29年度

A日程

I　次の問１～問４の空欄 (ア) ～ (フ) に当てはまる整数を０～９から１つ選び，該当する解答欄にマークせよ。ただし分数は既約分数で表せ。(45点)

問１．方程式 $3^{2x+1} - 28 \cdot 3^{x} + 3^{2} = 0$ の解は $x = -$ (ア)，(イ) である。

問２．a を実数とする。関数 $y = x^{2} - 2ax + 2a + 8$ の区間 $-1 \leqq x \leqq 2$ における最小値が正となるような a の値の範囲は $-\dfrac{(ウ)}{(エ)} < a <$ (オ) である。

問３．$0 \leqq x < 2\pi$ のとき，不等式 $-\sqrt{2} \leqq -\sqrt{3}\sin x + \cos x \leqq \sqrt{3}$ を満たす x の範囲は

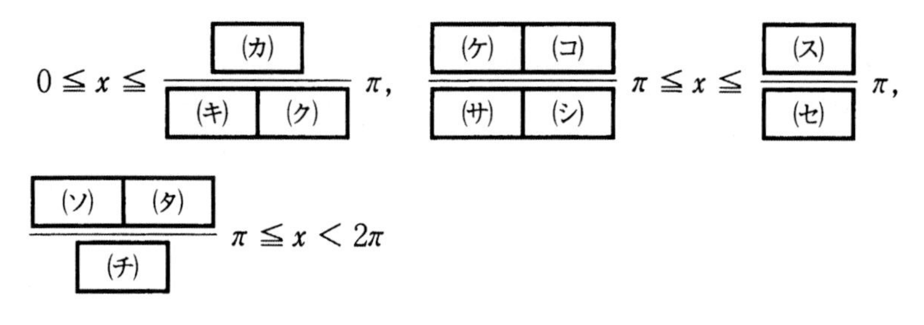

$0 \leqq x \leqq \dfrac{(カ)}{(キ)(ク)}\pi$，$\dfrac{(ケ)(コ)}{(サ)(シ)}\pi \leqq x \leqq \dfrac{(ス)}{(セ)}\pi$，$\dfrac{(ソ)(タ)}{(チ)}\pi \leqq x < 2\pi$

である。

問４．１個のサイコロを６回続けて投げるとき，３の倍数の目が２回以上出る確率は

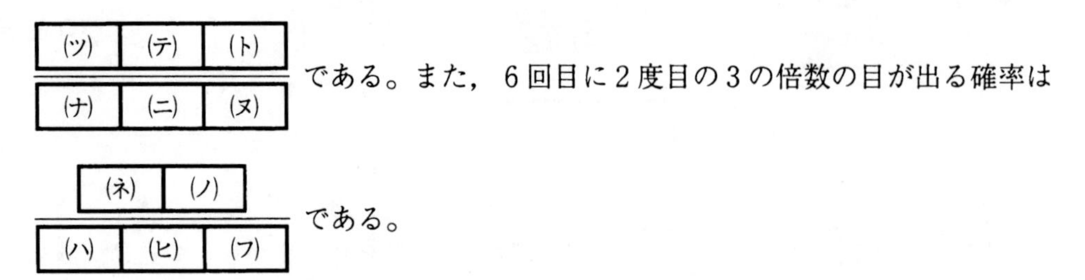

(ツ) (テ) (ト)
(ナ) (ニ) (ヌ)
である。また，６回目に２度目の３の倍数の目が出る確率は
(ネ) (ノ)
(ハ) (ヒ) (フ)
である。

Ⅱ 次の問１～問３の空欄 (ア) ～ (ホ) に当てはまる整数を０～９から１つ選び，該当する解答欄にマークせよ。ただし分数は既約分数で表せ。(55点)

問１．５で割ると４余り，７で割ると６余るような 1000 以下の自然数の集合をＳとする。

Ｓには (ア)(イ) 個の自然数が含まれ，その中での最小の数は (ウ)(エ) である。

また，Ｓに含まれる自然数全体の和は (オ)(カ)(キ)(ク)(ケ) である。

問２．△ABC の辺 AB を１：６に内分する点を P，辺 AC を４：３に内分する点を Q，線分 BQ と線分 CP の交点を R，直線 AR と辺 BC の交点を S とする。このとき，

$$\overrightarrow{AP} = \frac{(コ)}{(サ)}\overrightarrow{AB},\quad \overrightarrow{AR} = \frac{(シ)}{(ス)(セ)}\overrightarrow{AB} + \frac{(ソ)}{(タ)(チ)}\overrightarrow{AC}$$

が成り立ち，△CQR の面積は△ABC の面積の $\frac{(ツ)}{(テ)(ト)}$ 倍である。

問３．点（３，－３）から放物線 $C：y = \frac{1}{2}x^2 - 2x + 3$ に引いた２本の接線の方程式は

$$l_1：y = -\,(ナ)\,x + (ニ),\quad l_2：y = (ヌ)\,x - (ネ)(ノ)$$

であり，l_1 と C の接点は $\left((ハ),\ (ヒ)\right)$，l_2 と C の接点は $\left((フ),\ (ヘ)\right)$ である。

そして C と l_1，l_2 で囲まれる部分の面積は (ホ) である。

化 学

問題

29年度

A日程

解答にあたって必要ならば，次の数値を用いよ。

原子量　H = 1.0，C = 12.0，N = 14.0，O = 16.0，Na = 23.0，S = 32.0，Cl = 35.5，

Fe = 56.0，Cu = 63.5，Zn = 65.0，Ag = 108.0，Pt = 195.0

気体定数　$R = 8.30 \times 10^3\ \mathrm{Pa \cdot L/(K \cdot mol)}$

Ⅰ　次の文を読み，問１～７に答えよ。(25点)

窒素は，常温，常圧で無色，無臭の気体である。窒素は，常温では化学的に安定であるが，高温では酸素と反応して，一酸化窒素などの窒素酸化物を生じる。①一酸化窒素は，実験室では銅と希硝酸を反応させて得られる無色の気体である。空気中では，一酸化窒素は酸素と容易に反応し，二酸化窒素になる。②二酸化窒素は，［1］色の非常に有毒な気体で，銅と濃硝酸を反応させると発生する。二酸化窒素は，水に溶けると硝酸になる。

硝酸は，工業的には次のようにして製造される。まず，アンモニアを空気と混合し，白金触媒を用いて800～900℃で加熱し，一酸化窒素へと酸化する。つぎに，③一酸化窒素をさらに二酸化窒素へと酸化した後，水に吸収させて硝酸に変える。この方法を［A］法という。

問１　［1］に該当する色をａ～ｆから選んでマークせよ。

ａ．黄緑　ｂ．赤褐　ｃ．赤紫　ｄ．淡黄　ｅ．淡青　ｆ．無

問２　［A］法に該当する硝酸の工業的製造方法をａ～ｅから選んでマークせよ。

ａ．オストワルト　ｂ．クメン　ｃ．接触

ｄ．ソルベー　ｅ．ハーバー・ボッシュ

問３　下線部①の反応は，次の化学反応式で表される。ａ～ｄに該当する数字をそれぞれマークせよ。

$$3\,Cu + \boxed{a}\,HNO_3 \longrightarrow \boxed{b}\,Cu(NO_3)_2 + \boxed{c}\,NO + \boxed{d}\,H_2O$$

問４　下線部①および②の反応により発生する一酸化窒素および二酸化窒素の捕集方法として最も適するものをそれぞれａ～ｃから選んでマークせよ。

ａ．上方置換　ｂ．下方置換　ｃ．水上置換

問５　銅 63.5 mg に過剰量の濃硝酸を反応させたときに発生する二酸化窒素の体積を標準状態で [a].[b][c] × 10^−[d] L と表すとき，a ～ d に該当する数字をそれぞれマークせよ。ただし，反応は完全に進行し，二酸化窒素の溶液への溶解は無視できるものとする。

問６　下線部③の反応は，次の２つの化学反応式（１）および（２）で表される。a ～ e に該当する数字をそれぞれマークせよ。

[a] $NO + O_2 \longrightarrow$ [b] NO_2　…………（１）

[c] $NO_2 + H_2O \longrightarrow$ [d] HNO_3 + [e] NO　…………（２）

問７　[A] 法によりアンモニア 1.0 kg から得られる硝酸の質量を [a].[b] kg と表すとき，a および b に該当する数字をそれぞれマークせよ。ただし，[A] 法の反応は完全に進行し，生成する一酸化窒素はすべて回収・再利用するものとする。

Ⅱ 次の文を読み，問 1 ～ 6 に答えよ。(24点)

純物質の状態（固体，液体，気体）は，温度と圧力により変化する。固体から液体への変化を融解，その逆を凝固と呼び，同様に液体から気体への変化を［ア］，その逆を［イ］と呼ぶ。また，固体から気体への変化を［ウ］と呼ぶ。物質が，さまざまな温度と圧力のもとでどのような状態をとるかを示した図を状態図と呼び，状態図は物質によって異なる。

下図は水の状態図であり，ある温度と圧力の条件下において水分子がどのような状態をとるか知ることができる。いま，圧力一定条件下（1.013×10^5 Pa）で氷 180 g を加熱し，温度を T_1 から T_4 まで変化させるとき，線分 **B－O** と圧力（1.013×10^5 Pa）との交点での温度 T_2 において水分子は［エ］として安定に存在している。また，線分 **C－O** と圧力（1.013×10^5 Pa）との交点での温度 T_3 において水分子は［オ］として安定に存在している。

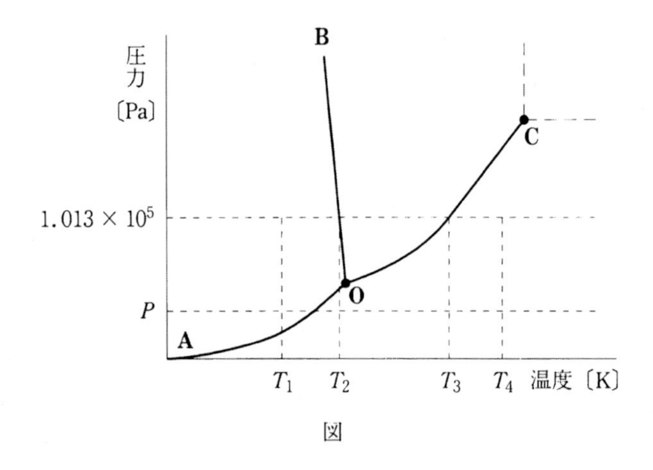

図

問 1 ［ア］～［ウ］に該当する語句をそれぞれ a ～ e から選んでマークせよ。

a．昇華　　b．凝集　　c．凝縮　　d．縮合　　e．蒸発

問 2 図中の線分 **C－O** と点 **C** および点 **O** に該当する語句として正しい組み合わせはどれか。a ～ f から選んでマークせよ。

	線分 C－O	点 C	点 O
a．	蒸気圧曲線	臨界点	三重点
b．	冷却曲線	三重点	臨界点
c．	蒸気圧曲線	限界点	臨界点
d．	冷却曲線	臨界点	限界点
e．	蒸気圧曲線	三重点	限界点
f．	冷却曲線	臨界点	三重点

問3 エ および オ に該当する水分子の状態をすべて含むものをそれぞれ a ～ i から選んでマークせよ。

a．気体　　b．液体　　c．固体

d．固体と気体　　e．固体と液体　　f．液体と気体

g．固体と液体と気体　　h．超臨界水　　i．固体と超臨界水

問4 図中の線分 **B－O** は負の傾きを示している。この理由として最も適するものを a ～ d から選んでマークせよ。

a．氷の密度が水の密度より大きいため

b．氷の密度が水の密度より小さいため

c．氷の融解熱が水の凝固熱より大きいため

d．氷の融解熱が水の凝固熱より小さいため

問5 下線部において，温度が T_2 になったときから T_3 を示すまでに必要な熱量は，a b c . d kJ であった。a ～ d に該当する数字をそれぞれマークせよ。ただし，氷の融解熱は 6.0 kJ/mol，水の蒸発熱は 41.0 kJ/mol，水 1 mol を 1 K 上昇させるのに必要な熱量は 75.9 J とする。また，加えた熱量はすべて水に吸収されるものとする。

問6 下線部と同様の操作を圧力 P で行ったとき，温度変化と熱量の関係を示すグラフとして最も適するものを a ～ f から選んでマークせよ。

a．

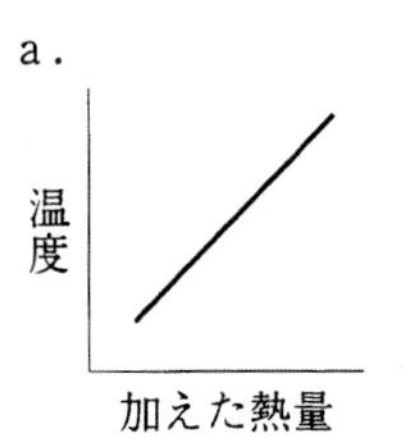

b．

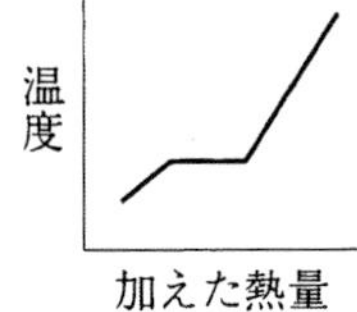

c．

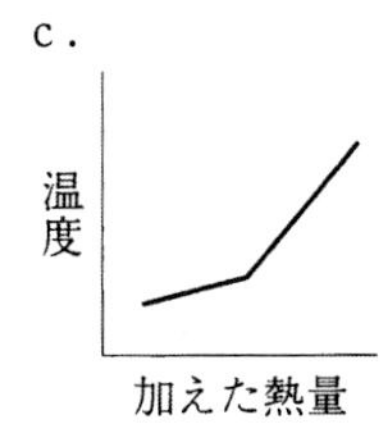

d．

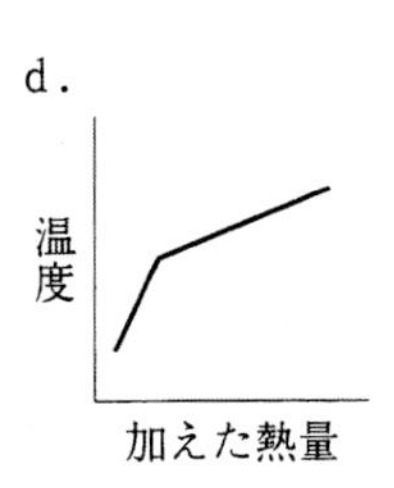

e．

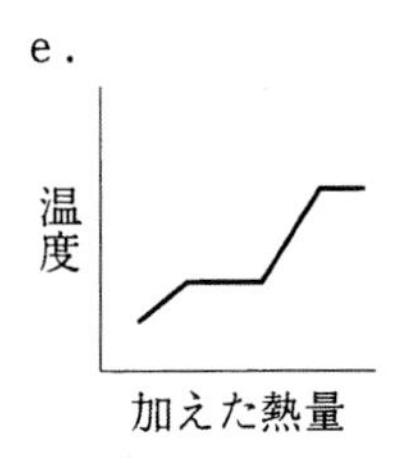

f．

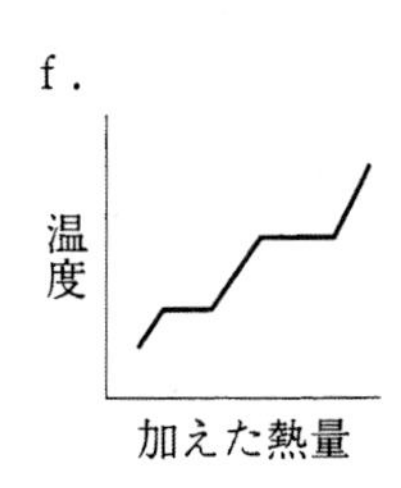

Ⅲ 次の文を読み，問 1 ～ 8 に答えよ。(27点)

電解質の水溶液や融解液に２つの電極を入れて直流電流を流すと，電極表面で液中の物質やイオンまたは電極自身が酸化還元反応を起こす。これを電気分解という。電気分解では，外部電源の負極と接続した電極を陰極，正極と接続した電極を陽極といい，陽極では [1] 反応，陰極では [2] 反応が起こる。電気分解による生成物の化学エネルギーは，反応物より [ア] 。

電解槽Ⅰ，ⅡおよびⅢと直流電源，電流計を質量 3.0 g の電極 **A**～**F** を用いて図のように接続し，10.0 アンペアの一定電流で電気分解した。その結果，電極 **B** は，電気分解前に比べて 1.27 g 増加していた。また，電極 **E** の表面から発生した気体の体積は，標準状態で 336 mL であった。

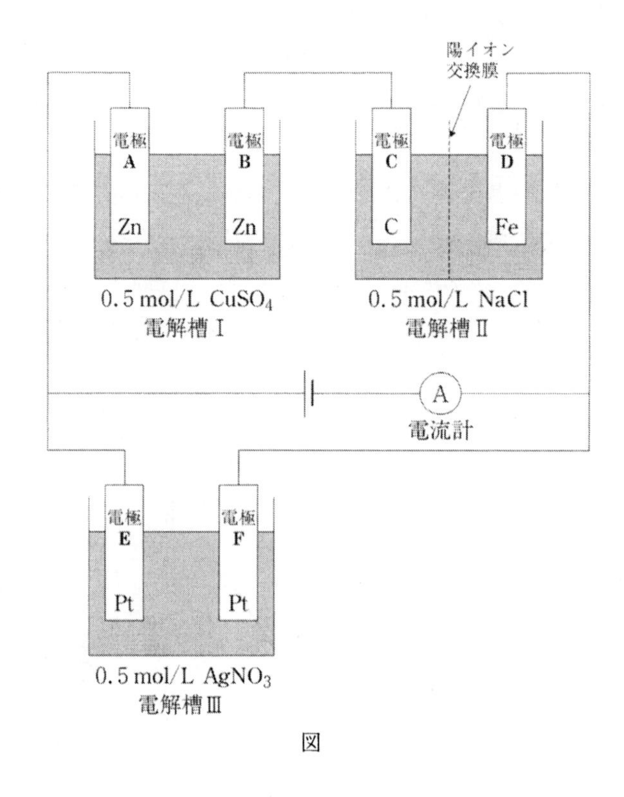

図

問１ [1] および [2] に該当するものをそれぞれ a および b から選んでマークせよ。

a．酸化　　　　b．還元

問２ [ア] に該当するものを a または b から選んでマークせよ。

a．高い　　　　b．低い

問３　次のア～ウの記述のうち，電気分解の原理を利用しているもののみをすべて含むものをａ～ｇから選んでマークせよ。

ア．太陽電池による発電

イ．鉛蓄電池の充電

ウ．酸化アルミニウムの溶融塩電解

ａ．（ア，イ，ウ）　ｂ．（ア，イ）　ｃ．（ア，ウ）　ｄ．（イ，ウ）
ｅ．ア　ｆ．イ　ｇ．ウ

問４　電極**C**，**D**および**E**から発生する気体をそれぞれａ～ｆから選んでマークせよ。ただし，必要ならば繰り返し選んでよい。

ａ．塩素　ｂ．酸素　ｃ．水素　ｄ．窒素
ｅ．二酸化窒素　ｆ．二酸化炭素

問５　電極**C**から発生する気体の体積を標準状態で［ａ］［ｂ］［ｃ］mLと表すとき，ａ～ｃに該当する数字をそれぞれマークせよ。

問６　電気分解を行った通電時間を［ａ］［ｂ］分［ｃ］［ｄ］秒と表すとき，ａ～ｄに該当する数字をそれぞれマークせよ。ただし，ファラデー定数は，9.65×10^4 C/molとする。

問７　電気分解後，電解槽Ⅰ～Ⅲの電極をすべて取り出して合計の重さを測定したところ，電気分解前に比べて［ａ］.［ｂ］［ｃ］ｇ増加した。ａ～ｃに該当する数字をそれぞれマークせよ。

問８　電解槽Ⅱの中央部分には陽イオン交換膜が取り付けられており，その両側にはそれぞれ500 mLずつ0.500 mol/LのNaCl溶液が入っている。電気分解後の陰極側の溶液の25℃でのpHに最も近い数値をａ～ｆから選んでマークせよ。ただし，25℃における水のイオン積を1.0×10^{-14}とする。また，log2＝0.30，log5＝0.70とする。

ａ．12.3　ｂ．12.6　ｃ．12.9　ｄ．13.3　ｅ．13.6　ｆ．13.9

IV 次の文を読み，問１～７に答えよ。(24点)

同じ分子式 $C_4H_{10}O$ で表される化合物**A**～**D**がある。**A**～**D**の性質を調べるために，以下の実験Ⅰ～Ⅳを行った。

実験Ⅰ：**A**～**C**は金属ナトリウムと反応して①気体を発生したが，**D**は金属ナトリウムと反応しなかった。

実験Ⅱ：**A**～**D**をそれぞれ硫酸で酸性にした $KMnO_4$ 溶液に加えたところ，**A**はカルボン酸**E**に，**B**はケトン**F**に変化した。また，**C**および**D**は反応しなかった。

実験Ⅲ：**A**～**C**の沸点は**A**が最も高く，**B**，**C**の順に低かった。また，②**D**の沸点は**A**～**C**に比べて著しく低かった。

実験Ⅳ：③エタノールと濃硫酸の混合物を 130℃に加熱すると，**D**が得られた。

問１　分子式 $C_4H_{10}O$ で表される化合物には ア 個の構造異性体が存在する。ア に該当する数字を選んでマークせよ。

問２　**A** 148 mg を完全燃焼させたとき，燃焼反応に消費される酸素の体積（標準状態）は イ mL である。イ に最も近い数値を a ～ f から選んでマークせよ。

a．112　b．179　c．224　d．269　e．336　f．448

問３　次のア～エの操作のうち，下線部①の気体を発生するもののみをすべて含むものを a ～ n から選んでマークせよ。

ア．室温で亜鉛の単体に水酸化ナトリウム水溶液を加える。
イ．固体の炭酸水素ナトリウムを熱分解する。
ウ．カルシウムの単体に冷水を加える。
エ．炭酸水素ナトリウム水溶液に塩酸を加える。

a．(ア，イ，ウ)　b．(ア，イ，エ)　c．(ア，ウ，エ)　d．(イ，ウ，エ)
e．(ア，イ)　f．(ア，ウ)　g．(ア，エ)　h．(イ，ウ)
i．(イ，エ)　j．(ウ，エ)　k．ア　l．イ
m．ウ　n．エ

問４　下線部②について，沸点に差が生じる原因として最も関連深いものをａ～ｃから選んでマークせよ。

ａ．イオン結合　　ｂ．水素結合　　ｃ．ファンデルワールス力

問５　Fの化学構造式を次のように表すとき，ア および イ に該当する原子あるいは原子団をそれぞれａ～ｅから選んでマークせよ。ただし，式量の大きさは ア ＞ イ とする。

$$\text{ア} - \overset{\overset{\displaystyle O}{\|}}{C} - \text{イ}$$

ａ．H　　ｂ．CH_3　　ｃ．CH_2CH_3

ｄ．$CH_2CH_2CH_3$　　ｅ．$CH(CH_3)_2$

問６　下線部③の反応を行ったところ，**D** 111 g が得られた。反応したエタノールの質量を a b c g と表すとき，ａ～ｃに該当する数字をそれぞれマークせよ。

問７　**B**，**C**，**D**および**F**のうち，ヨードホルム反応に陽性な化合物のみをすべて含むものをａ～ｎから選んでマークせよ。

ａ．(**B**，**C**，**D**)　　ｂ．(**B**，**C**，**F**)　　ｃ．(**B**，**D**，**F**)

ｄ．(**C**，**D**，**F**)　　ｅ．(**B**，**C**)　　ｆ．(**B**，**D**)

ｇ．(**B**，**F**)　　ｈ．(**C**，**D**)　　ｉ．(**C**，**F**)

ｊ．(**D**，**F**)　　ｋ．**B**　　ｌ．**C**

ｍ．**D**　　ｎ．**F**

英 語

解答

29年度

推 薦

I

〔解答〕

問 1

(1) (A)　(2) (C)　(3) (B)　(4) (B)
(5) (D)　(6) (C)　(7) (A)　(8) (A)
(9) (C)

問 2

(1) (D)　(2) (A)　(3) (B)　(4) (A)
(5) (D)

〔出題者が求めたポイント〕

語彙　内容一致

問 1

(1) (A)～を生みだした　(B)～を非難した
　(C)～を確認した　(D)～を訂正した
(2) (A)後に続いた　(B)～を覆った　(C)動いた
　(D)現れた
(3) (A)一定の　(B)正確な　(C)直接の　(D)特定の
(4) (A)存在した　(B)困惑した　(C)おびえた
　(D)驚いた
(5) (A)起こる　(B)増える　(C)減る　(D)異なる
(6) (A)開けられた　(B)除去された　(C)結合した
　(D)分けられた
(7) (A)機能した　(B)形成された　(C)遊んだ
　(D)進歩した
(8) (A)作品　(B)小包　(C)出来事　(D)贈り物
(9) (A)～をさらした　(B)～を占めた
　(C)～に到達した　(D)～を適用した

問 2

(1)1 段落によれば、以下のどの選択肢が正しいか。
　(A)木片から成る時計はどんな天気でも役に立った。
　(B)木片から成る時計は日時計が人気になった後で開発された。
　(C)木片から成る時計に表示される時刻は日時計に表示される時刻よりも正確だった。
　(D)木片から成る時計も日時計も共に日光と影を利用した。
(2)2 段落によれば、以下のどの選択肢が正しいか。
　(A)ロウソク時計は世界の様々な地域で利用された。
　(B)ロウソク時計で時間を計るには少なくとも 2 本のロウソクが必要だった。
　(C)水時計と砂時計の両方で水が用いられた。
　(D)砂時計は、中国、日本、イラク、ギリシャで最も普及していた。
(3)3 段落と 4 段落によれば、以下のどの選択肢が正しいか。
　(A)水時計は約 1000 年前に発明された。
　(B)時計の芸術的側面と機械的側面の両方が時を経るにつれて向上した。
　(C)約 1000 年前、アラビア人の技師が最初の機械時計を作った。
　(D)機械時計はアラブ諸国でよく売れた。
(4)4 段落と 5 段落によれば、以下のどの選択肢が正しいか。
　(A)機械時計は毎日ねじを巻く必要があった。
　(B)機械時計は文字盤上に季節を表示した。
　(C)機械時計は 1 つの文字盤上に時、分、秒を表示した。
　(D)最新の機械時計のみが電気を生みだすことが出来る。
(5)本文全体に関して、以下の選択肢のうち正しくないものはどれか。
　(A)最初期の時計は自然にある素材を用いて時間を測った。
　(B)人間は長い時間をかけて正確な時間を測る技術を発達させた。
　(C)大昔から、さまざまな文化が、より実用的な時計を生みだしてきた。
　(D)機械時計はバッテリーあるいは電気を動力源とする時計よりも後に生み出された。

〔全訳〕

1．約 4 千年前、古代エジプト人は 12 時間制を(1)生み出した。彼らは 1 日を 12 時間 2 組に分けた。最も初期の時計は太陽の影を用いて 1 日の時間を示した。長い木片に目盛りが刻まれ、時間を表した。短い木片が長い木片の片方の端に置かれた。太陽が空を(2)移動すると、短い木片が長い木片に影を生み出した。この影が時間を表示した。この時間の表示方法は役に立つものであったが、あまり(3)正確でなかった。後に、円形の日時計が生み出された。日時計も太陽の影を用いるものであったが、木片の時計よりも正確だった。日時計は晴れた日には時間を計ることができた。しかし、それらは夜間や太陽が雲に覆い隠された時には機能しなかった。また、日時計上の時刻が季節とともに(5)変化することに気づき、人々は(4)困惑した。

2．長い年月に渡って、日中と夜間に時間を計るためにさまざまな種類の時計が生み出された。古代の中国、日本、イラクではロウソク時計が用いられた。ロウソクの燭台が目盛りによって区切られ、時間を表した。ロウソクが燃えると、何時間経ったかを目盛りが示した。ギリシャ人は、二つのガラスの器から成る水時計を使用した。器は小さな穴を通じて(6)連結していた。上の器は水で満たされていた。水がゆっくりと穴を通って下の器に流れ込んだ。下の器には目盛りが刻まれ時間を表示し、それによって時間を計った。砂時計は同じような方法で機能した。異なっていたのは、上の器から下の器に移動するのが砂だということであった。水時計と砂時計は時間を計る上で十分に(7)機能した。

3．やがて時計は素晴らしい美術(8)品へと発展を遂げた。時計は美しい木製の箱の中に納められた。箱には花や鳥の絵が描かれた。約千年前に、アラビア人の技師が水時計に機械的な仕掛けを加えた。彼は落下する水を用いて歯車を回し、ドアを開けたりベルを鳴らしたりした。これらの機械仕掛けから、後に技師たちは機械時計を開発する着想を得た。

4．機械時計が初めて登場したのは約 800 年前の中国であった。この発想は他の地域に(9)広まった。機械時計は毎日道具を使ってねじを巻く必要があった。それは内部にバネと歯車の複雑な機構を持っていた。歯車が時計の前面の文字盤を回した。最も初期の機械時計は一つしか文字盤がなく時のみを示した。後にもう一つの文字盤が加えられ、分を示した。

5．ほとんどの現代の時計はバッテリーあるいは電気を動力としている。それらは時、分、秒を表示する。正確な時刻を知ることは、私たちの複雑化した世界において重要である。

Ⅱ

〔解答〕

1.（D） 2.（B） 3.（C） 4.（B） 5.（C）
6.（B） 7.（D） 8.（B） 9.（C） 10.（D）
11.（A） 12.（C） 13.（D） 14.（D） 15.（A）
16.（B）

〔出題者が求めたポイント〕

文法　語法　語彙　熟語

1.「ジャックと私は計画の変更について議論した」discuss は他動詞で「～について議論する」
2.「私は 10 年前に会議で彼に会ったことを覚えている」< remember ～ ing >「～したことを覚えている」
3.「将来のためにいくらかのお金を貯蓄しておくことは常に重要である。何が起こるか誰にも分からない」< lay aside >「～を(将来のために)取っておく」
4.「彼らは、もし天気が良ければ、今週末にハイキングに行くことを計画している」条件を表す副詞節中では未来のことでも現在形。
5.「私達は急いでいる。6 時までにこれを終えてしまわなければいけない」
by は、ある期限までの動作の完了を表す。一方 until はある時点までの動作や状態の継続を表す。
6.「まもなくクリスはやって来るだろう。そうしたら私達はパーティーを始められる」
< it will not be long before ～ >「まもなく～だろう」
7.「そのコンサートについて、詳しくはあなたがチケットを買ったチケット売り場に問い合わせなさい」全体の構造は < ask A for B >「A に B を求める」下線部から ticket までは the ticket office の修飾節。下線部の後ろは完全文なので下線部には関係副詞が入る。
8.「地元のレストランについてアドバイスをいただけませんか」advice は不可算名詞。選択肢の内、不可算名詞を修飾出来るのは some のみ。
9.「どうしたらあなたがあんな人に耐えられるのか分からない。私ならすぐにカッとなるだろう」< put up with ～ >「～に耐える」
10.「いろいろとご尽力いただきまして、先生には大変感謝しております」
< owe A a lot for ～ >「～のことで A に大変感謝している」
11.「バスが完全に停車するまでは席を立たないでください」
seat「～を着席させる」be seated「着席している」remain seated「着席したままでいる」
12.「何が起ころうとも、しっかりと先に進み続けなさい」
< no matter what V' >「何が V' しようとも」< no matter if S' V' >「たとえ S' が V' しようとも」< no matter when S' V' >「いつ S' が V' しようとも」
13.「1 日に 1 時間の運動は健康を保つ最善の方法の 1 つだ」
< one of the 最上級＋複数名詞 >「最も～な複数名詞の 1 つ」
14.「ポールとアリスは 2 人ともかつてセントラルパークの近くに住んでいた」
< close to ～ >「～の近くに」
15.「中には新しい環境に慣れるのを大変だと思う人もいる」
< find it C to do ～ >「～するのを C だと思う」V＋O＋C の O が不定詞の場合、必ず < V＋it＋C＋to do ～ > の形にする。
16.「新しい免許証をもらうためには、全員この書類に記入しなければいけない」
< fill out >「(書類など)に書き込む」

Ⅲ

〔解答〕

1. 1(G) 2(C) 3(A) 2. 4(G) 5(B) 6(A)
3. 7(D) 8(C) 9(G) 4. 10(C) 11(G) 12(E)
5. 13(A) 14(E) 15(C)

〔出題者が求めたポイント〕

語句整序

1. 完成文＝ I have no idea where he lives or what he does.
< have no idea ＋疑問詞節 > ≒ don't know ＋疑問詞節
2. 完成文＝ How many more stops are there until we get to the aquarium?
< how many more ＋複数名詞 >「あといくつの複数名詞」
3. 完成文＝ Shota speaks English fluently, as if it were his mother tongue.
< as if S'＋過去形 >「まるで～であるかのように」be 動詞の場合は原則 were にする。
mother tongue「母語」
4. 完成文＝ There is no one who doesn't look forward to summer vacation.
< look forward to ～ >「～を楽しみに待つ」

5. 完成文＝Seeing that movie is almost like taking a trip to Paris.
like はここでは前置詞で「～のような」の意味。
almost like「ほとんど～のような」⇒「～も同然」

Ⅳ

〔解答〕
1. (B)　2. (B)　3. (C)　4. (A)　5. (C)

〔出題者が求めたポイント〕
会話文

1. 医師：さて、どうされましたか。
患者：背中が痛いんです。おそらく数日前に家具を動かしたからだと思うんですが。
医師：大したことが無いことを確認するために X 線写真を撮りたいのですが。
患者：ありがとうございます、先生。
(A) どうやってここに来たの？
(B) どうされましたか
(C) どこに問題があると思いましたか。
(D) いつそこに到着したのですか。

2. 母親：新しいレシピでケーキを焼いたわよ。
娘：すごい！　食べてもいい？
母親：ちょっと待って。冷まさないといけないから。
娘：待ちきれないわ。
(A) どこでそのレシピを手に入れたのですか。
(B) 食べてもいい？
(C) 手伝おうか？
(D) どれくらいかかったの？

3. ジュリー：何でこんなに遅刻したの？　皆があなたを待ってるよ。
スティーブ：駐車場所がなかなか見つからなかったんだよ。
ジュリー：車で来なければよかったのに。
スティーブ：うん、そうすべきじゃなかった。大阪の繁華街は本当に混雑しているよ。
＜ should not have 過去分詞＞「～すべきじゃなかったのに」(過去に対する後悔)
(A) もっと早く言ってくれればよかったのに。
(B) あなたは車の運転があまり上手でないと私は思う。
(C) 車で来なければよかったのに。
(D) 確かにあの公園は本当に混んでるよね。

4. リョウ：これ全部捨てるの？
ジャスティン：うん、香港の自宅まで持って帰れないからね。
リョウ：この電気スタンドもらってもいい？
ジャスティン：もちろん。どうぞ。
(A) この電気スタンドをもらってもいい？
(B) この電気スタンドは君の家族のものかい？
(C) この電気スタンドはいくらですか？
(D) この電気スタンドを買うつもりですか。

5. 父親：明日忘れずに投票するんだぞ。
ジェイムズ：そんな気分じゃないよ。どの政党も同じことを言ってる。
父親：政府を選ぶにあたって、意思表示をすることは重要なことだ。
ジェイムズ：その通りだね。絶対にそれくらいのことはすべきだ。
父親：明日一緒に行こうか。
(A) 確かに。私はパーティーで心から楽しみたい。
(B) どの政党に投票するか、もう一度言ってもらえませんか。
(C) その通りだね。絶対にそれくらいの努力はすべきだ。
(D) 来月仕事が休みの時に行くよ。

数 学

解答

29年度

推 薦

I

〔解答〕

問 1

ア	イ
1	2

問 2

ウ	エ	オ
9	4	6

問 3

カ	キ	ク	ケ	コ	サ	シ	ス	セ	ソ	タ	チ
5	1	2	1	1	1	2	2	3	1	1	6

問 4

ツ	テ	ト	ナ	ニ	ヌ	ネ	ノ	ハ	ヒ	フ
4	7	3	7	2	9	8	0	7	2	9

〔出題者が求めたポイント〕

問 1：指数方程式

$3^x=t(t>0)$ とおき，与方程式を t の 2 次方程式に変形してから解く。

問 2：2 次関数の最小値

a を x の定義域の左側，定義域内，右側に場合分けして考える。

問 3：三角不等式

$\sin x$ と $\cos x$ が共に 1 次で角度が同じなので合成する。

問 4：余事象を利用した確率

3 の倍数が 2 回以上出る確率は，全体から 3 の倍数が 1 回も出ない確率と 3 の倍数が 1 回だけ出る確率を引けば求まる。また，6 回目に 2 度目の 3 の倍数が出る確率は，5 回目までに 3 の倍数が 1 回出て 6 回目に 3 の倍数が出ればよい。

〔解答のプロセス〕

問 1　$3^{2x+1}-28\cdot 3^x+3^2=3^{2x}\cdot 3-28\cdot 3^x+9=0$

$3^{2x}=(3^x)^2$ だから $3^x=t(t>0)$ とおくと，

$3t^2-28t+9=0$ より $t=\dfrac{1}{3}$，9（$t>0$ を満たす）

$\dfrac{1}{3}=3^{-1}$，$9=3^2$ だから，$t=3^x=3^{-1}$，3^2 より

$x=-1,\ 2$　……答

問 2　$y=f(x)=x^2-2ax+2a+8$

$\qquad=(x-a)^2-a^2+2a+8$ とおく。

$-1\leqq x\leqq 2$ だから，グラフより $a<-1$ の時は $x=-1$，$-1\leqq a\leqq 2$ の時は $x=a$，$2<a$ の時は $x=2$ で最小値をとる。

i） $a<-1$

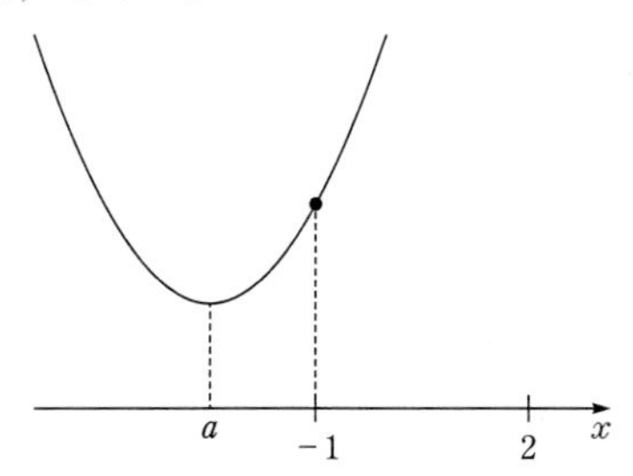

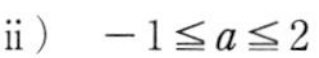

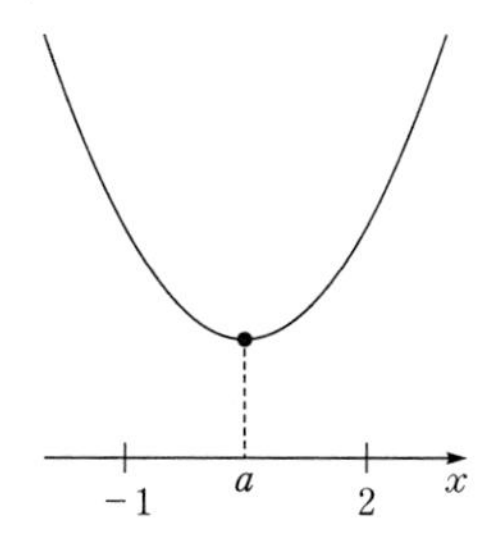

iii） $2<a$

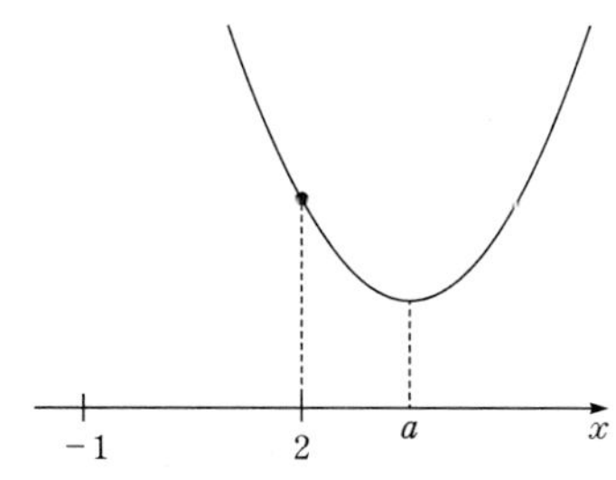

i） $a<-1$ の時

最小値は $f(-1)=4a+9$ だから，$4a+9>0$ より

$-\dfrac{9}{4}<a$

$a<-1$ だから $-\dfrac{9}{4}<a<-1$　……①

ii） $-1\leqq a\leqq 2$ の時

最小値は $f(a)=-a^2+2a+8$ だから，

$-a^2+2a+8>0$ より $-2<a<4$

$-1\leqq a\leqq 2$ だから $-1\leqq a\leqq 2$　……②

iii） $2<a$ の時

最小値は $f(2)=-2a+12$ だから，

$-2a+12>0$ より $a<6$

$2<a$ だから $2<a<6$　……③

①，②，③より $-\dfrac{9}{4}<a<6$　……答

問 3　$-\sqrt{3}\sin x+\cos x=2\left(-\dfrac{\sqrt{3}}{2}\sin x+\dfrac{1}{2}\cos x\right)$

$\qquad=2\sin\left(x+\dfrac{5}{6}\pi\right)$ だから，

$-\sqrt{2}\leqq 2\sin\left(x+\dfrac{5}{6}\pi\right)\leqq\sqrt{3}$ より

$-\dfrac{\sqrt{2}}{2}\leqq\sin\left(x+\dfrac{5}{6}\pi\right)\leqq\dfrac{\sqrt{3}}{2}$

ここで，$0\leqq x\leqq 2\pi$ より $\dfrac{5}{6}\pi\leqq x+\dfrac{5}{6}\pi<\dfrac{17}{6}\pi$

図より

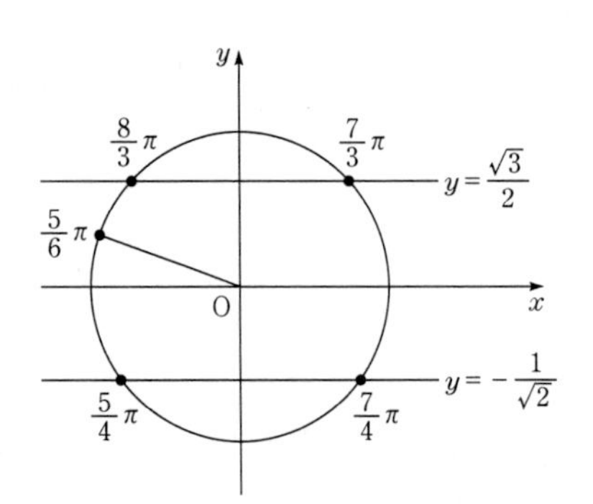

$\frac{5}{6}\pi \leqq x+\frac{5}{6}\pi \leqq \frac{5}{4}\pi$,

$\frac{7}{4}\pi \leqq x+\frac{5}{6}\pi \leqq \frac{7}{3}\pi$,

$\frac{8}{3}\pi \leqq x+\frac{5}{6}\pi < \frac{17}{6}\pi$

よって，$0 \leqq x \leqq \frac{5}{12}\pi$，$\frac{11}{12}\pi \leqq x \leqq \frac{2}{3}\pi$，

$\frac{11}{6}\pi \leqq x < 2\pi$ ……答

問 4　3 の倍数が出る確率は $\frac{2}{6}=\frac{1}{3}$，3 の倍数が出ない確率は $1-\frac{1}{3}=\frac{2}{3}$

3 の倍数が 1 回も出ない確率は $\left(\frac{2}{3}\right)^6=\frac{64}{729}$

3 の倍数が 1 回だけ出る確率は ${}_6C_1\cdot\frac{1}{3}\cdot\left(\frac{2}{3}\right)^5=\frac{192}{729}$

よって，求める確率は

$$1-\left(\frac{64}{729}+\frac{192}{729}\right)=\frac{473}{729}$$ ……答

また，5 回目までに 3 の倍数が 1 回だけ出る確率は

$${}_5C_1\cdot\frac{1}{3}\cdot\left(\frac{2}{3}\right)^4=\frac{80}{243}$$

6 回目は 3 の倍数が出るから

$$\frac{80}{243}\times\frac{1}{3}=\frac{80}{729}$$ ……答

II

〔解答〕

問 1

ア	イ	ウ	エ	オ	カ	キ	ク	ケ
2	8	3	4	1	4	1	8	2

問 2

コ	サ	シ	ス	セ	ソ	タ	チ	ツ	テ	ト
1	7	1	1	5	8	1	5	1	3	5

問 3

ナ	ニ	ヌ	ネ	ノ	ハ	ヒ	フ	ヘ	ホ
2	3	4	1	5	0	3	6	9	9

〔出題者が求めたポイント〕

問 1：1 次不定方程式

求める自然数を N とすると，m，n を自然数として 5 で割ると 4 余ることから $N=5m-1$，7 で割ると 6 余ることから $N=7n-1$ とおける。そこから 5 と 7 が互いに素であることを利用して 1 次不定方程式 $5m-1=7n-1$ を解く。

問 2：交点の位置ベクトルと面積比

BR：RQ $=s:1-s$，PR：RC $=1-t:t$ とおいて，$\overrightarrow{AR}$ を 2 通りに表して s と t を求める。

また面積比は辺の比を利用する。

問 3：接線の方程式と面積

接点の座標を $\left(t,\ \frac{1}{2}t^2-2t+3\right)$ として接線の方程式を求める。それに与えられている座標を代入すれば t の値が求まり，接線の方程式と接点の座標が求まる。

また放物線と 2 接線で囲まれた部分の面積を S，放物線の 2 次の係数を a，接点の x 座標を α，$\beta\ (\alpha<\beta)$ とすると $S=\frac{|a|}{12}(\beta-\alpha)^3$ で求められる。

〔解答のプロセス〕

問 1　求める自然数を N とする。5 で割ると 4 余るから $N=5m-1$，7 で割ると 6 余るから $N=7n-1$ とおける（m，n は自然数）ので，$5m-1=7n-1$ より $5m=7n$。5 と 7 は互いに素だから，m は 7 の倍数，n は 5 の倍数となり，k を自然数として $m=7k$，$n=5k$ となるから $N=35k-1$ である。したがって，$35k-1 \leqq 1000$ を満たす自然数 k は 28 個あり，最小の N は 34 である。またその和は

$$\sum_{k=1}^{28}(35k-1)=35\cdot\frac{1}{2}\cdot 28\cdot(28+1)-28$$
$$=14182$$ ……答

参考

5 で割ると 4 余るから $N=5m+4$，7 で割ると 6 余るから $N=7n+6$ しても解けるが，その場合は m，n，k は 0 以上の整数となるので個数を間違えやすい。また不定方程式も $5m+4=7n+6$ となり解くのがやや面倒である。

問 2

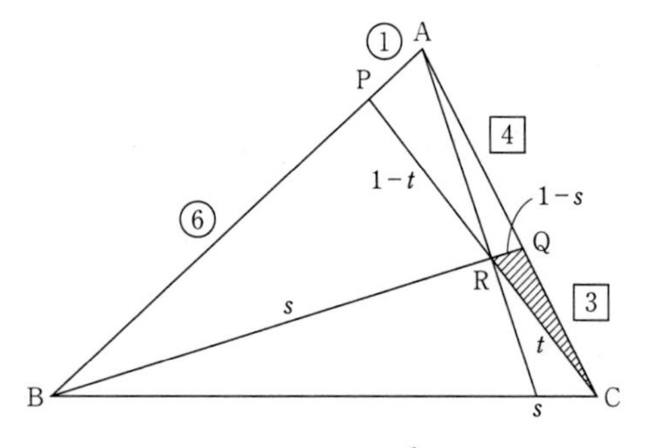

AP：PB $=1:6$ だから，$\overrightarrow{AP}=\frac{1}{7}\overrightarrow{AB}$ ……答

BR：RQ $=s:1-s$ とおくと，
$\overrightarrow{AR}=(1-s)\overrightarrow{AB}+s\overrightarrow{AQ}$

$\overrightarrow{AQ}=\frac{4}{7}\overrightarrow{AC}$ だから

$$\overrightarrow{AR}=(1-s)\overrightarrow{AB}+\frac{4}{7}s\overrightarrow{AC} \quad \cdots\cdots①$$

PR：RC$=1-t:t$とおくと，

$$\overrightarrow{AR}=t\overrightarrow{AP}+(1-t)\overrightarrow{AC}$$

$\overrightarrow{AP}=\frac{1}{7}\overrightarrow{AB}$ だから

$$\overrightarrow{AR}=\frac{1}{7}t\overrightarrow{AB}+(1-t)\overrightarrow{AC} \quad \cdots\cdots②$$

ここで，$\overrightarrow{AB}\neq\vec{0}$，$\overrightarrow{AC}\neq\vec{0}$，$\overrightarrow{AB}\not\parallel\overrightarrow{AC}$ だから

①，②より $1-s=\frac{1}{7}t$ かつ $\frac{4}{7}s=1-t$

よって $s=\frac{14}{15}$，$t=\frac{7}{15}$ だから①または②に代入して，

$$\overrightarrow{AR}=\frac{1}{15}\overrightarrow{AB}+\frac{8}{15}\overrightarrow{AC} \quad \cdots\cdots答$$

△ABC：△BCQ＝AC：QC＝7：3＝35：15，

△CQR：△BCQ＝QR：BQ＝1：15

よって△CQR：△ABC＝1：35 だから，△CQR の面積は△ABC の面積の $\frac{1}{35}$ 倍　……答

問 3

接点の座標を $\left(t,\ \frac{1}{2}t^2-2t+3\right)$ とおくと，$y'=x-2$ より接線の方程式は

$y-\left(\frac{1}{2}t^2-2t+3\right)=(t-2)(x-t)$ より

$$y=(t-2)x-\frac{1}{2}t^2+3 \quad \cdots\cdots①$$

①が$(3,\ -3)$を通ることより，

$$-3=(t-2)\cdot3-\frac{1}{2}t^2+3$$

よって $t=0,\ 6$ より接点の座標は

$(0,\ 3)$，$(6,\ 9)$　……答

①に代入して

$l_1:y=-2x+3$，$l_2:y=4x-15$　……答

l_1 と l_2 の交点は$(3,\ -3)$だから，求める面積を S とすると

$$S=\int_0^3\left\{\frac{1}{2}x^2-2x+3-(-2x+3)\right\}dx+\int_3^6\left\{\frac{1}{2}x^2-2x+3-(4x-15)\right\}dx$$

$$=\frac{\left|\frac{1}{2}\right|}{12}(6-0)^3=9 \quad \cdots\cdots答$$

注　記述式の面積を求める問題では必ず「(上の関数－下の関数)を積分した式」を書くこと。

$S=\frac{|a|}{12}(\beta-\alpha)^3$ は計算過程で用いる。

化 学

解答

29年度

推 薦

I

〔解答〕

問1 b

問2 a

問3 a 8 b 3 c 2 d 4

問4 一酸化窒素…c
二酸化窒素…b

問5 a 4 b 4 c 8 d 2

問6 a 2 b 2 c 3 d 2 e 1

問7 a 3 b 7

〔出題者が求めたポイント〕

非金属元素(窒素の単体と化合物,オストワルト法)

〔解答のプロセス〕

問3

$$\begin{array}{lll} Cu & \longrightarrow\ Cu^{2+}+2e^- & \times 3 \\ HNO_3+3H^++3e^- & \longrightarrow\ NO+2H_2O & \times 2 \\ \hline 3Cu+2HNO_3+6H^+ & \longrightarrow\ 3Cu^{2+}+2NO+4H_2O & \end{array}$$

両辺に,$6NO_3^-$を加えて,

$3Cu+8HNO_3 \longrightarrow 3Cu(NO_3)_2+2NO+4H_2O$

問4 NO は水に溶けにくい気体。
NO_2(分子量 46)は水に溶けて空気(平均分子量約 29)より重い気体。

問5 銅と濃硝酸の反応式
$Cu+4HNO_3 \longrightarrow Cu(NO_3)_2+2NO_2+2H_2O$ より,
Cu 1 mol から,NO_2 は 2 mol 発生する。

$$(\text{発生する }NO_2)=\frac{63.5\times10^{-3}}{63.5}\times2\times22.4$$
$$=4.48\times10^{-2}\ (L)$$

問6 オストワルト法は次の 3 つの式で表される。

① NH_3 と空気を混合し,白金触媒を用いて約 800℃で加熱。
$4NH_3+5O_2 \longrightarrow 4NO+6H_2O$

② NO は空気中の O_2 より自然に酸化される。
$2NO+O_2 \longrightarrow 2NO_2$

③ NO_2 を約 50℃の温水に吸収させて HNO_3 を製造。
$3NO_2+H_2O \longrightarrow 2HNO_3+NO$

問7 問6の3つの式を(①+②×3+③×2)÷4と計算し,まとめると,
$NH_3+2O_2 \longrightarrow HNO_3+H_2O$
つまり,NH_3(分子量 17) 1 mol から HNO_3(分子量 63)は 1 mol 得られる。

$$(\text{得られる硝酸})=\frac{1.0}{17}\times1\times63$$
$$=3.70\cdots$$
$$\fallingdotseq 3.7\,(kg)$$

II

〔解答〕

問1 ア e イ c ウ a

問2 a

問3 エ e オ f

問4 b

問5 a 1 b 3 c 5 d 9

問6 b

〔出題者が求めたポイント〕

物質の三態(水の状態図)

〔解答のプロセス〕

問3

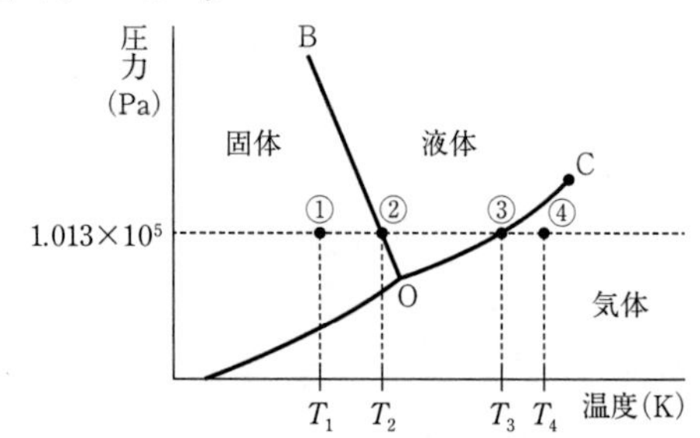

線分 B－O と 1.013×10^5 Pa との交点(上図の②)においては,水が融解しているので,固体と液体が共存。
同様に上図の③では水の蒸発がおこっているので,液体と気体が共存。

問4 水が氷となるとき,1 個の水分子が 4 個の水分子と方向性を持った水素結合を形成する(正四面体構造)。この結晶は隙間が多いため,氷は水より密度が小さくなる。
よって,物質を加圧していくと,密度増加方向へ状態は変化するため,氷を加圧すると水への状態変化がおこる。すなわち,固体領域上部に液体領域があるので,線分 B－O は負の傾きとなる。

補足 融解曲線が負の傾きをもつのは,水,アンチモン Sb,ビスマン Bi など限られた物質である。

問5

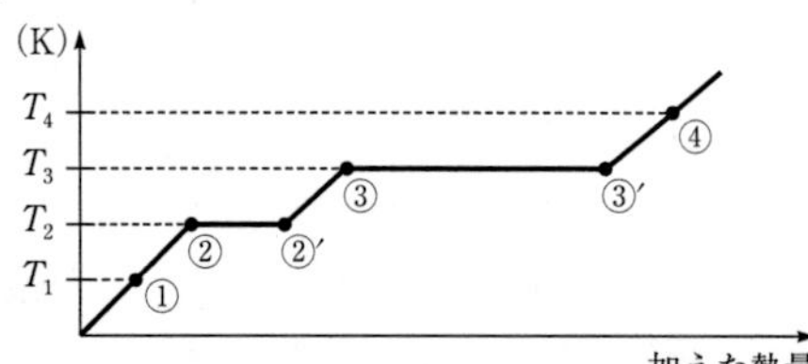

(点①～④は問 3 の解説の図中の番号に対応)

下線部にあるように,1.013×10^5 Pa の下で,T_1 から T_4 まで温度を変化させると,上図の① ⟶ ④まで変化する。

T_2 になったとき(点②)から,T_3 を示すまで(点③)に必要な熱量は,

② ⟶ ②′(氷の融解熱)

$$6.0\ (\text{kJ/mol}) \times \frac{180}{18}\ (\text{mol}) = 60\ (\text{kJ})$$

②′ ⟶ ③(水 T_2 K(0℃)から T_3 K(100℃)まで上昇)

$$75.9\ (\text{J/mol}\cdot\text{K}) \times \frac{180}{18}\ (\text{mol}) \times (100-0)\ (\text{K})$$

$$= 75.9 \times 10^3\ (\text{J}) \longrightarrow 75.9\ (\text{kJ})$$

よって，求める熱量は

$$60 + 75.9 = 135.9\ (\text{kJ})$$

補足　問題文に「T_3 を示すまで」とあるので，「T_3 を示す瞬間まで」つまり上図の点③と解釈した。なお，「T_3 を示す気体となるまで」と解釈するのであれば，

③ ⟶ ③′(水の蒸発熱)

$$41.0\ (\text{kJ/mol}) \times \frac{180}{18}\ (\text{mol}) = 410\ (\text{kJ})$$

この分，さらに熱量が必要となる。

問6　圧力Pの下では，液体を経ることなしに固体から直接気体となる(昇華)。加えた熱量が固体から気体への状態変化に使われているうちは，温度が一定となる。

Ⅲ

〔解答〕

問1　1 a　2 b

問2　a

問3　d

問4　電極C… a　電極D… c
電極E… b

問5　a 4　b 4　c 8

問6　a 1　b 6　c 0　d 5

問7　a 6　b 4　c 5

問8　c

〔出題者が求めたポイント〕

電池と電気分解(直並列電解槽)

〔解答のプロセス〕

問1　陽極は，正極に電子を吸いとられる，つまり電子を失う反応がおこるので酸化反応。

陰極は，負極が放出した電子を受けとる反応がおこるので還元反応。

問2　電池は，酸化還元反応に伴って放出される化学エネルギーを電気エネルギーとして取り出す装置である。一方，電気分解は電池からの電気エネルギーを使って，強制的に酸化還元反応をおこす装置である。よって，

(反応物の化学エネルギー)<(生成物の化学エネルギー)

問3　「電気分解の原理」とは「電池からの電気エネルギーを使って，強制的に酸化還元反応をおこすこと」なので，自発的にはおこり得ない酸化還元反応を選べばよい。

ア．太陽光による発電は，光により励起された電子が，エネルギーの高い方から低い方へ移動することで，電流が流れる。

イ．鉛蓄電池の充電は外部電池を使って，放電とは逆向きの電子を強制的に流すことである。

ウ．酸化アルミニウムを氷晶石とともに加熱すると，融点が下がる。

(陰極)　$Al^{3+} + 3e^- \longrightarrow Al$

(陽極)　$C + O^{2-} \longrightarrow CO + 2e^-$

$C + 2O^{2-} \longrightarrow CO_2 + 4e^-$

問4　各極板の反応は次のようになる。

Ⅰ　A…(陽極) $Zn \longrightarrow Zn^{2+} + 2e^-$
　　B…(陰極) $Cu^{2+} + 2e^- \longrightarrow Cu$

Ⅱ　C…(陽極) $2Cl^- \longrightarrow Cl_2 + 2e^-$
　　D…(陰極) $2H_2O + 2e^- \longrightarrow H_2 + 2OH^-$

Ⅲ　E…(陽極) $2H_2O \longrightarrow O_2 + 4H^+ + 4e^-$
　　F…(陰極) $Ag^+ + e^- \longrightarrow Ag$

補足　問題文中には表記がないが，すべての電解液を水溶液と考えた。なお，電極BはZnなので，Cuの析出により溶け出し分極がおこる可能性があるが，本問ではおこらないと解釈した。

問5　電極BのCu析出量より，

$$(\text{Ⅰに流れた}\ e^-) = \frac{1.27}{63.5} \times 2 = 0.040\ (\text{mol})$$

電解槽ⅠとⅡは直列なので，Ⅱに流れたe^-も0.040 mol。よって，

$$(\text{発生する}\ Cl_2) = 0.040 \times \frac{1}{2} \times 22.4 \times 10^3$$

($\frac{1}{2}$ → Cl_2 (mol))

$$= 448\ (\text{mL})$$

問6　電極Eで発生したO_2の体積より，

$$(\text{Ⅲに流れた}\ e^-) = \frac{336 \times 10^{-3}}{22.4} \times 4 = 0.060\ (\text{mol})$$

電解槽Ⅰ，ⅡとⅢは並列なので，電池より流れたe^-は，

$$0.040 + 0.060 = 0.10\ (\text{mol})$$

$Q = I\ (\text{A}) \times t\ (\text{sec}) = e^-\ (\text{mol}) \times F\ (\text{C/mol})$より，

$$10.0\ (\text{A}) \times t\ (\text{sec}) = 0.10\ (\text{mol}) \times 9.65 \times 10^4\ (\text{C/mol})$$

$$t = 9.65 \times 10^2\ (\text{sec})$$

よって，965秒は16分5秒に相当。

問7　電極の質量が変化するのは，電極A, B, Fである。

$$\text{電極A…(とけた Zn)} = 0.040 \times \frac{1}{2} \times 65.0 = 1.30\ (\text{g})$$

(0.040 → e^- (mol))

電極B…(析出したCu) = 1.27 (g)

$$\text{電極F…(析出した Ag)} = 0.060 \times 1 \times 108 = 6.48\ (\text{g})$$

(0.060 → e^- (mol))

$$(\text{質量変化の合計}) = -1.30 + 1.27 + 6.48 = 6.45\ (\text{g})\ \text{増加}$$

問8　陽イオン交換膜に隔てられているので，
陰極で生じたOH^-は電極D側(500 mL)内に残る。Dの反応式より，

$$(\text{生じた}\ OH^-) = 0.040 \times 1 = 0.040\ (\text{mol})$$

(0.040 → e^- (mol))

なので，

$$[OH^-] = \frac{0.040}{0.500} = 8.0 \times 10^{-2}\ (\text{mol/L})$$

$$pOH = -\log_{10}[OH^-]$$

$= -\log_{10}8 \times 10^{-2}$
$= 2 - 3\log_{10}2 = 1.1$
$\therefore$ pH = 14 − pOH = 12.9

Ⅳ

〔解答〕

問1 7
問2 d
問3 f
問4 b
問5 ア c イ b
問6 a 1 b 3 c 8
問7 g

〔出題者が求めたポイント〕

脂肪族有機化合物（$C_4H_{10}O$ の構造決定）

〔解答のプロセス〕

問1 一般式 $C_nH_{2n+2}O$ で表される化合物は飽和一価のアルコールかエーテルである。

```
                    C
                    |
C-C-C-C         C-C-C
    ↑ ↑             ↑ ↑
    ② ①             ④ ③
```

①～④の位置にそれぞれ −OH を結合させた 4 種のアルコールが考えられる。

```
                    C
                    |
C-C-C-C         C-C-C
  ↑ ↑               ↑
  ⑥ ⑤               ⑦
```

⑤～⑦の位置に −O− を挿入すると 3 種のエーテルが考えられる。
合計 7 個の構造異性体が存在する。
なお，立体異性体は数えないことに注意する。

問2 $C_4H_{10}O + 6O_2 \longrightarrow 4CO_2 + 5H_2O$ より，
（分子量 74）

$$(\text{消費される } O_2) = \frac{148 \times 10^{-3}}{74} \times 6 \times 22.4 \times 10^3$$

（$\frac{148 \times 10^{-3}}{74}$：A (mol)，$\times 6$：$O_2$ (mol)）

= 268.8
≒ 269 (mL)

問3 金属ナトリウムと反応するのはアルコールで，
$2R{-}OH + 2Na \longrightarrow 2R{-}ONa + H_2\uparrow$
の反応より，発生する気体は水素。
ア：$Zn + 2NaOH + 2H_2O \longrightarrow Na_2[Zn(OH)_4] + H_2\uparrow$
イ：$2NaHCO_3 \longrightarrow Na_2CO_3 + CO_2\uparrow + H_2O$
ウ：$Ca + 2H_2O \longrightarrow Ca(OH)_2 + H_2\uparrow$
エ：$NaHCO_3 + HCl \longrightarrow NaCl + H_2O + CO_2\uparrow$

問4 実験Ⅰより，
A ～ C はアルコール。D はエーテル
とわかる。
アルコールはヒドロキシ基の部分に極性があるため，分子間に水素結合がはたらく。

問5 問1の解説より，

```
①1級          ②2級
C-C-C-C       C-C-C-C
      |           |
      OH          OH

③1級          ④3級
  C             C
  |             |
C-C-C         C-C-C
    |           |
    OH          OH
```

実験Ⅱより
$A \xrightarrow{KMnO_4}$ カルボン E より，A は 1 級。
$B \xrightarrow{KMnO_4}$ ケトン F より，B は 2 級の②の構造。
C は酸化されなかったことより，3 級の④の構造。

```
B  CH3-CH2-CH-CH3
            |
            OH

酸化→ F  CH3-CH2-C-CH3
                  ||
                  O
```

問6 実験Ⅳの反応は，

$2C_2H_5OH \xrightarrow[(130℃)]{\text{分子間脱水}} C_2H_5OC_2H_5 + H_2O$
（分子量 46）　　　　D（ジエチルエーテル）

$$(\text{反応したエタノール}) = \frac{111}{74} \times 2 \times 46$$

（$\frac{111}{74}$：D (mol)）

= 138 (g)

問7 ヨードホルム反応陽性の化合物は，

```
CH3-CH-R      または    CH3-C-R
    |                       ||
    OH                      O
```

の構造をもつ。（R は炭素か水素）

```
B  CH3-CH2-CH-CH3
            |
            OH

C       CH3                D  CH3-CH2-O-CH2-CH3
        |
   CH3-C-CH3
        |
        OH

F  CH3-CH2-C-CH3
            ||
            O
```

よって，該当するのは，B と F。

摂南大学　薬学部（推薦）入試問題と解答

令和４年７月５日　初版第１刷発行

編　集　みすず学苑中央教育研究所

発行所　株式会社ミスズ

〒167－0053

東京都杉並区西荻南２丁目17番８号

ミスズビル１階

電　話　03（5941）2924（代）

印刷所　タカセ株式会社

定価　本体 3,000 円＋税

●本シリーズ掲載の入試問題について、万一、掲載許可手続きに遺漏や不備があると思われるものがありましたら、当社までお知らせ下さい。

●乱丁・落丁等につきましてはお取り替えいたします。

●本書の内容についてのお問合せは、具体的な質問内容を明記のうえ、ハガキ・封書を当社宛にお送りいただくか、もしくは下記のアドレスまでお問合せ願います。

〈 お問合せ用アドレス：https://www.examination.jp/contact/ 〉